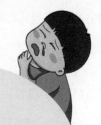
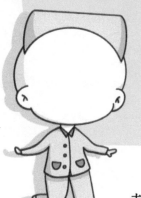

漫漫医图说

——第一目击者手记

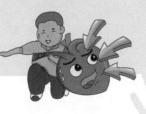

戴珍娟　王学敏　主编

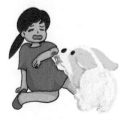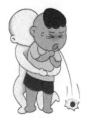

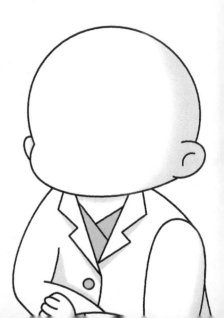

上海科学普及出版社

图书在版编目（CIP）数据

漫漫医图说：第一目击者手记 / 戴珍娟，王学敏
主编 . -- 上海：上海科学普及出版社，2024.8

ISBN 978-7-5427-8499-5

I. ① 漫⋯　II. ① 戴⋯　② 王⋯　III. ① 急救—
图解　IV. ① R459.7-64

中国版本图书馆 CIP 数据核字(2023)第 126681 号

责任编辑　李　蕾

漫漫医图说——第一目击者手记

戴珍娟　王学敏　**主编**

上海科学普及出版社出版发行

（上海中山北路 832 号　邮政编码 200070）

http://www.pspsh.com

各地新华书店经销　广东虎彩云印刷有限公司印刷

开本 787×1092　1/16　印张 21　字数 100 000

2024 年 8 月第 1 版　2024 年 8 月第 1 次印刷

ISBN 978-7-5427-8499-5　定价：98.00 元

编 委 会

序言一 Foreword 1

　　我饶有兴趣地读完了《漫漫医图说》，这本书的作者是上海交通大学医学院附属松江医院的急诊危重病科的临床医生和护士们，他们常年奋战在急诊和重症一线，工作繁忙，责任重大。尤其是在三年抗疫工作中，该书作者们在武汉、西藏、海南等地都留下了奋斗的足迹。急诊危重病科是松江区卫健委的重点学科，科室的医护人员努力奋发，在临床和科研工作上都取得了不少成绩。除此之外，他们在繁忙的工作之余依然抽出大量业余时间从事科普活动，希冀将部分临床和科研成果以浅显通俗的方式更广泛地传播给广大人民群众。因此，科普也成为急诊危重病科的亮点之一，科室人员先后获得十余项市区级科普课题，多次在市级科普大赛上获奖，自始至终对科普工作保持着极大的热忱。

　　党的十八大以来，我国科普事业蓬勃发展，是国家创新体系的重要组成部分。习总书记说："科技创新、科学普及是实现创新发展的两翼，要把科学普及放在与科技创新同等重要的位置。"为了推动医务人员做科普，上海还创新性地提出将科普作品列入医务人员职称晋升标准。医务人员做科普，既满足了患者和家属的需求，也符合国家战略发展方向。通过科普漫画这种生动有趣的形式，在轻松愉快的阅读过程中，了解医学知识，关注身心健康。

祝贺急诊危重病科的科普团队策划了这样一本精美专业的科普书籍，也希望他们再接再厉，继续提供更多更优秀的科普作品，将更多医学专业知识以轻松有趣的方式传播给广大人民群众。

上海交通大学医学院附属松江医院院长

2024 年 7 月

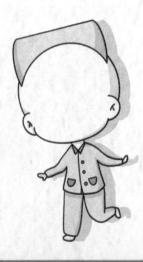

序言二 Foreword 2

翻开厚厚的《漫漫医图说》，颇有些吃惊，尤其是当我得知作者们是一群没有经过绘画专业训练的医护人员的时候。

我与王学敏教授曾是多年的同事。在我眼里他是那种很单纯的医生，除了每天短暂的家属探视和交流外，就是在 ICU 厚重的大门里面默默地工作，说他是我们外科医生的幕后英雄，名副其实。有一天王教授来问我，该如何申请科普课题，我便顺势邀请他在"达医晓护"开设专栏，写写 ICU 大门内发生的事情。这些事情公众罕知，充满了神秘感，却又无比重要。这方面的科普不仅可以增加治疗的依从性，还可以抚慰患者家属焦虑的心灵。几年后，由王学敏教授主编的"达医晓护 — 神秘的 ICU"线上子刊已经小有名气，不仅形成了一支固定的科普团队，还获得了不少荣誉奖励。

后来王教授人才引进去了上海交通大学医学院附属松江医院，组建了新的科普团队，各项活动愈发风风火火。团队不仅开设了科普文章专栏和科普公众号，还多次在松江融媒体和上海广播电台亮相。医务人员工作繁忙，但是其中多才多艺的人可不少，如何把他们的特长爱好发挥出来，凝聚活力，大家向着一个共同的目标一起努力，是每一个科室管理者和学科带头人都需要思考的问题，而科普无疑就是一个很好的载体。

"达医晓护"医学传播智库一直倡导科普学术化的观点，将科普工作以学术的形式呈现，让参与的同志看到成绩，是调动大家积极性和热情的有效办法，王学敏和戴珍娟的科普团队很好地诠释了这一点。迄今为止，团队从区科委科普课题到市科委科普项目，先后获得数十万科普经费，团队创作的科普动画也多次在市级科普大赛上获奖。《漫漫医图说 — 第一目击者手记》是科普学术化道路上的又一丰硕成果。

与文字相比而言，科普漫画的形式更为大众喜闻乐见，传播性更佳，当然创作难度也更高。这本漫画书分为六个章节，包括"肺腑"之言、权时"急"救、"童"心疾首、"心"语"心"愿、"头"等大事、"毒"到之处，每个章节都以叙事故事的形式娓娓道来。读者在阅读中可以化身第一目击者，在各种生活场景中学习自救和互救知识，将专业的医学知识变成生动有趣的漫画，寓教于乐。

王学敏教授的这本医学科普漫画书做出了很有益的尝试，也为我们医务人员从事科普工作开辟了新路。衷心祝愿王学敏教授和他的团队在健康中国的事业中做出更大的贡献！

"达医晓护"医学传播智库负责人

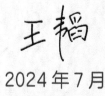

2024 年 7 月

前　言 Preface

　　尽管当今医学发展已经日新月异，诊疗技术不断突破，但人们在面对突发疾病、意外伤害、事故灾难等情况需要紧急施救或自救时，往往会恐惧、不知所措，或者过度依赖救护车，坚持先"送"再"救"，忽视"第一目击者"在第一时间实施有效的救护而耽误"黄金救援期"，造成严重后果甚至失去生命。因此，为大众提供基本的医学急救知识，提高大众自救、互救能力迫在眉睫。

　　根据《上海市科普事业"十四五"发展规划》要求，鼓励科普与卫生、应急等有机结合，形成相互融合的发展体系。上海交通大学医学院附属松江医院急诊危重病学科的各位主创们，本着"人人掌握急救知识，人人都是第一目击者"的理念，结合临床实际案例，编创了《漫漫医图说——第一目击者手记》一书。全书分为"肺腑"之言、权时"急"救、"童"心疾首、"心"语"心"愿、"头"等大事、"毒"到之处六个部分，深入浅出阐述心绞痛、脑卒中、哮喘、低血糖、外伤、一氧化碳中毒、儿童高热惊厥等常见急诊疾病的症状识别、现场急救、健康教育等关键知识点，采用原创手绘漫画方式，清晰明了，旁白知识浅显易懂，做到老少皆宜。

　　读者通过阅读有趣的漫画故事，将自己化身为漫画故事主人公——具有医学急救知识的"鹿漫漫"，作为"第一目击者"对各类突发疾病和意外事故开展现场救护，并为普通民众普及急救知识。"鹿漫漫"代表不同职业、不同性别的人，以千人千面之身出现在大千世界之中。我们希望通过本书传播人人都是"第一目击者"的急救理念，让越来越多的普通人掌握院前急救知识，挽救更多宝贵生命。

由于编写时间紧迫，本书尚存在许多不足，敬请专家、学者及广大读者批评指正。

戴珍娟　王学敏

2024 年 6 月

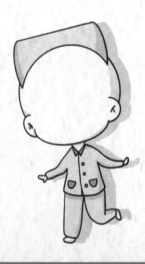

目录 Contents

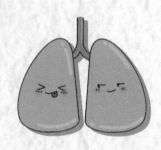
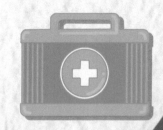

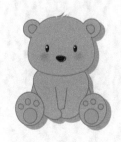
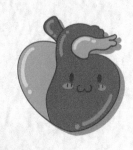

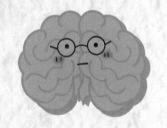

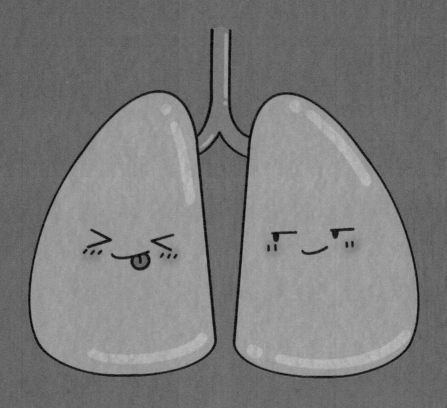

一、"肺腑"之言

人的呼吸系统以肺为核心器官。一旦肺受损，对全身器官均产生影响。公众因缺乏正确的用药、诊治等认知，最终可能延误患者的治疗。

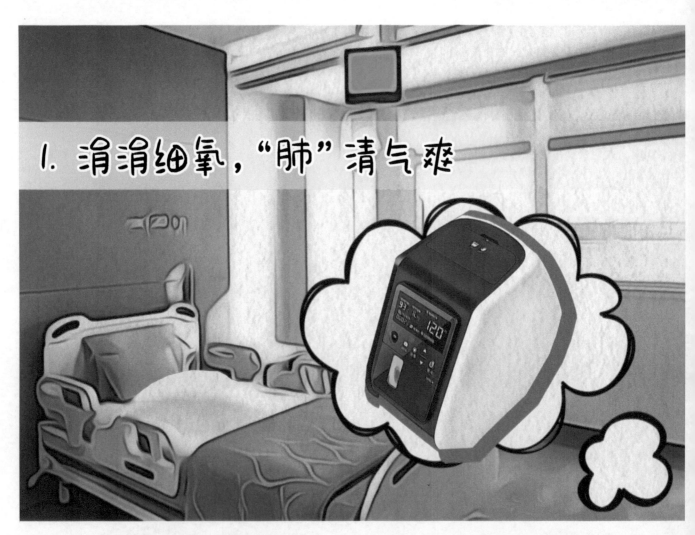

1. 涓涓细氧，"肺"清气爽

慢性阻塞性肺疾病：简称慢阻肺，是一种常见、可以预防和治疗的疾病，其特征是持续存在的呼吸系统症状和气流受限，通常与显著暴露于有害颗粒或气体引起的气道和（或）肺泡异常有关。

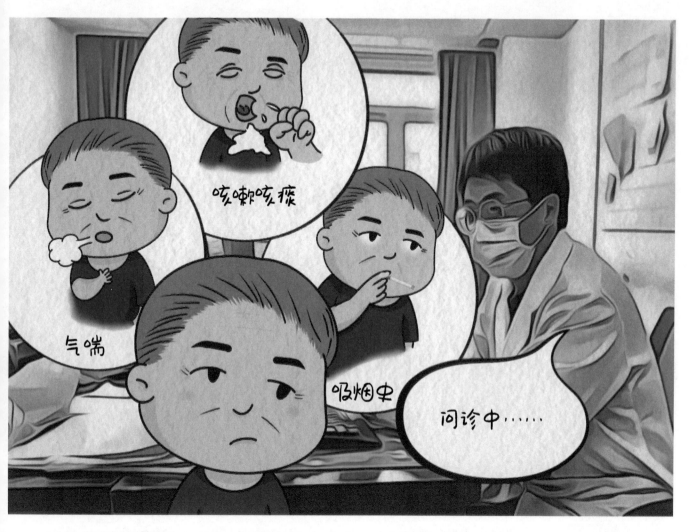

　　王伯伯长期吸烟，反复咳嗽咳痰十余年，近期感冒数月未好转，且爬楼后出现气喘，休息后才稍有缓解，遂前往医院就诊。

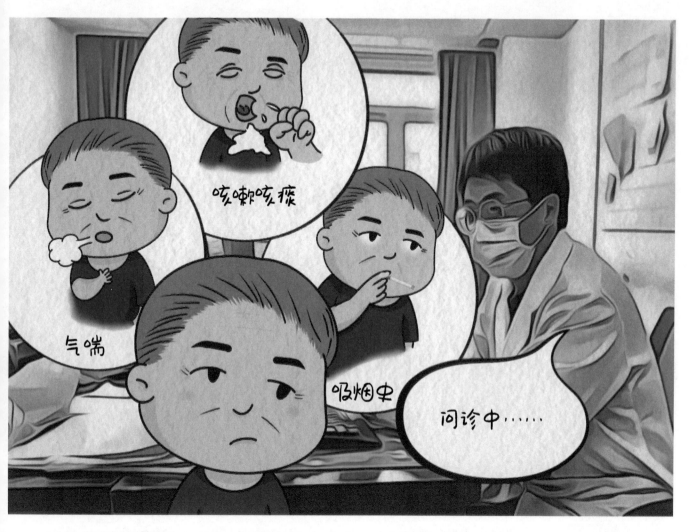专业小知识

　　慢性阻塞性肺疾病是慢性支气管炎最常见的并发症。气短或呼吸困难是慢阻肺的"标志性症状"。

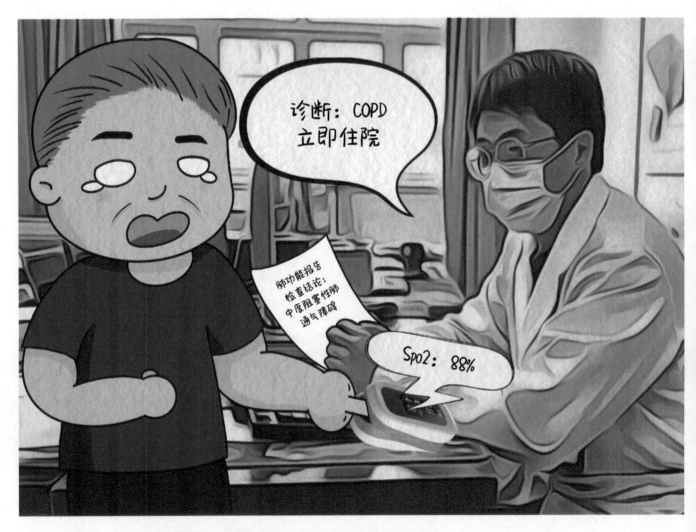

做完一系列检查后，医生建议王伯伯尽早住院治疗。

专业小知识

　　慢阻肺的诊断主要依靠常规的临床资料，例如症状、发病年龄、风险因素和常规检查结果（如胸部 X 线、胸部 CT、肺功能检查等）。肺功能检查可确定有无气流受限，确定病情严重程度，也有助于随访病情进展及监测治疗反应。

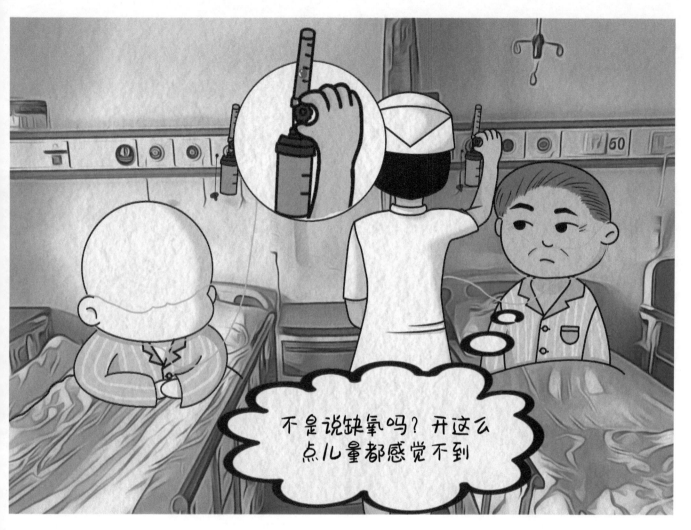

住院后，护士为王伯伯接上氧气，并叮嘱不可以自己调节氧流量。

专业小知识

　　氧疗能提高肺泡和动脉血氧分压，增加组织供氧能力，稳定和降低肺动脉压，改善呼吸困难，目前慢阻肺可通过氧疗、药物控制等治疗手段有效延缓病情发展。

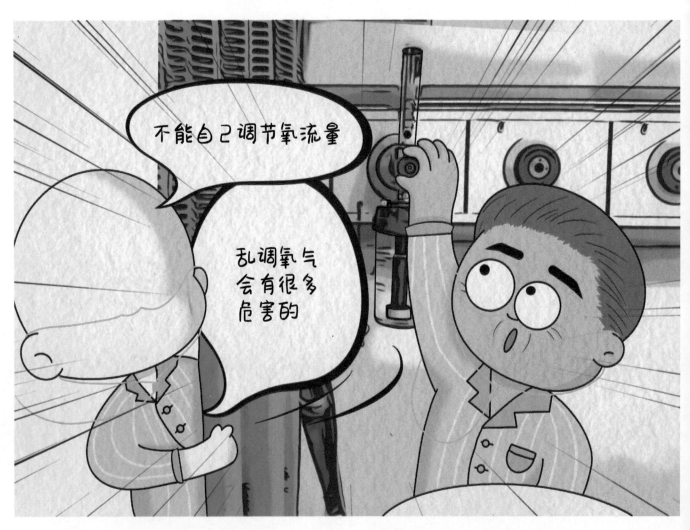

  王伯伯趁护士离开，想偷偷调节氧气，病友鹿漫漫马上探出脑袋制止，以"过来人"的身份，滔滔不绝地说了起来……

专业小知识

  氧疗是慢阻肺急性加重期的基础治疗，鼻导管给氧时，吸入的氧浓度与给氧流量有关，估算公式为吸入氧浓度 FiO_2=21+4×氧流量（L/min），一般吸入氧浓度为 28%～30%，应避免吸入氧浓度过高而引起二氧化碳潴留。

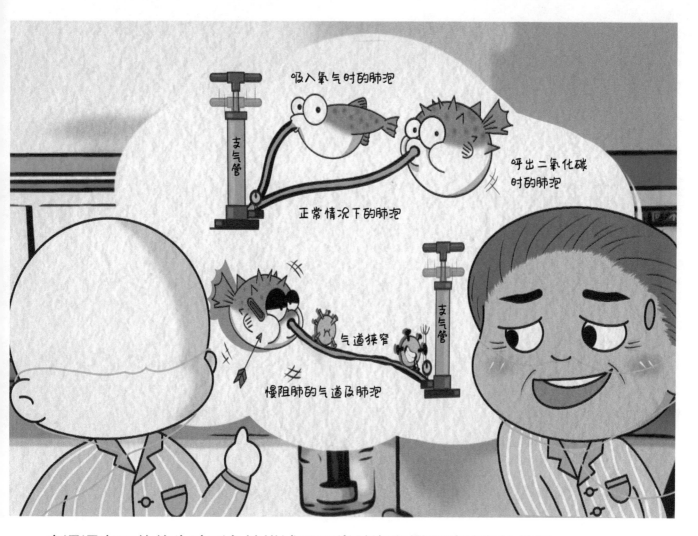

鹿漫漫向王伯伯生动形象地描述了正常肺泡和慢阻肺肺泡的差异。

专业小知识

　　慢阻肺发病与吸入有害颗粒或气体引起气道氧化应激、炎症反应等多种因素有关。其病理学改变主要是气道和（或）肺泡异常，气道变狭窄的同时肺泡弹性回缩力降低，使得气流流速缓慢受阻，从而导致肺泡内二氧化碳无法完全排出，血液长期处于二氧化碳分压高的状态，呼吸中枢对二氧化碳的敏感性降低。

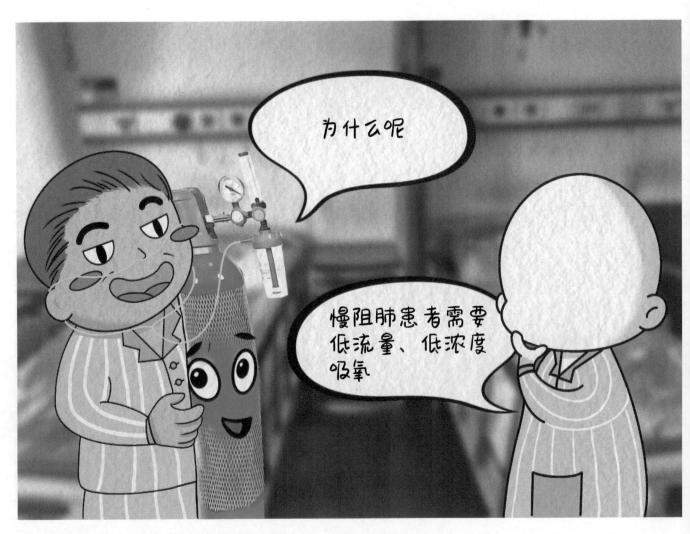

鹿漫漫同时向王伯伯讲述了慢阻肺患者用氧的要求。

👩 专业小知识

　　如果吸入高浓度的氧气，血液中氧分压迅速升高，二氧化碳无法排出，潴留严重，出现Ⅱ型呼吸衰竭，严重者陷入昏迷，甚至呼吸暂停。而低流量、低浓度吸氧，可以维持呼吸中枢的兴奋性，反射性地增强呼吸运动，促进二氧化碳的排出。

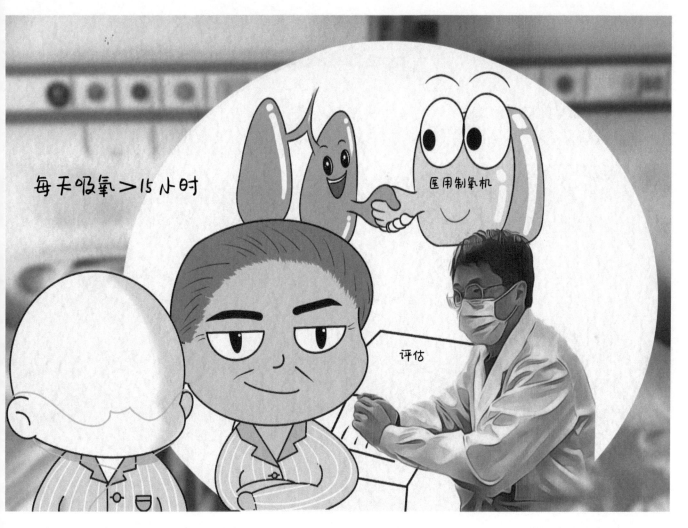

　　与稳定期慢阻肺患者相比，慢阻肺急性加重期患者的氧疗就显得更加迫切和重要。

专业小知识

　　氧疗是疾病治疗的重要组成部分，进行长期氧疗不仅能改善肺功能，还能阻止慢阻肺长期缺氧后继发的肺动脉高压、肺心病等严重并发症。不过，是否需要长期家庭氧疗，需经医生评估，严格按照医嘱，合理用氧。

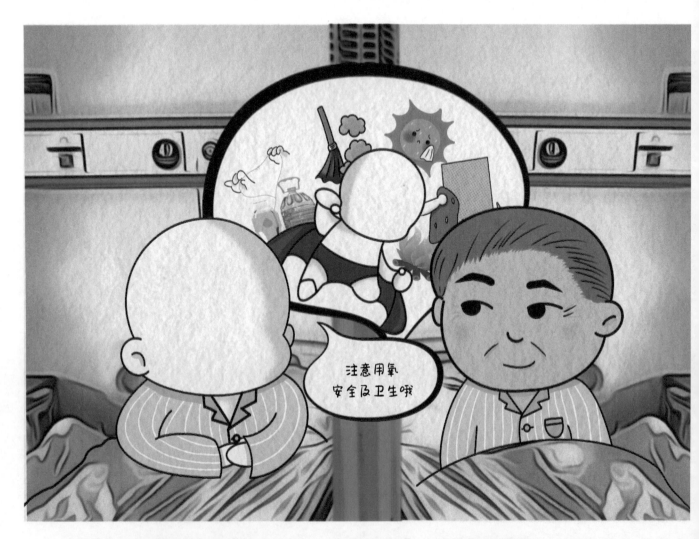

　　鹿漫漫对王伯伯可谓"知无不言，言无不尽"，并提醒用氧时，需注意安全及卫生。王伯伯不断感叹："还真是久病成医，受教，受教！"

专业小知识

　　供氧装置应防火、防油、防热、防尘、防震，避免爆炸；鼻导管、湿化瓶等定期清洁、消毒，避免感染。

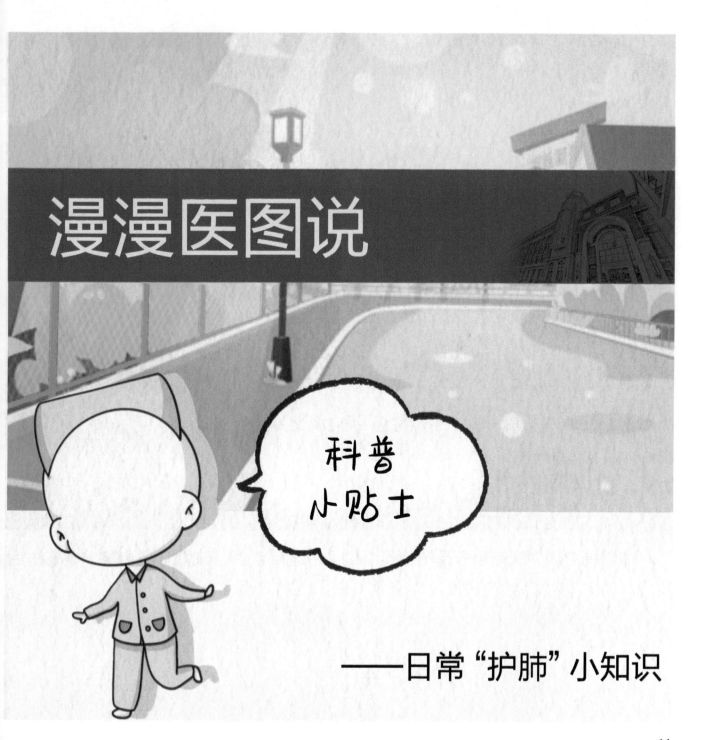

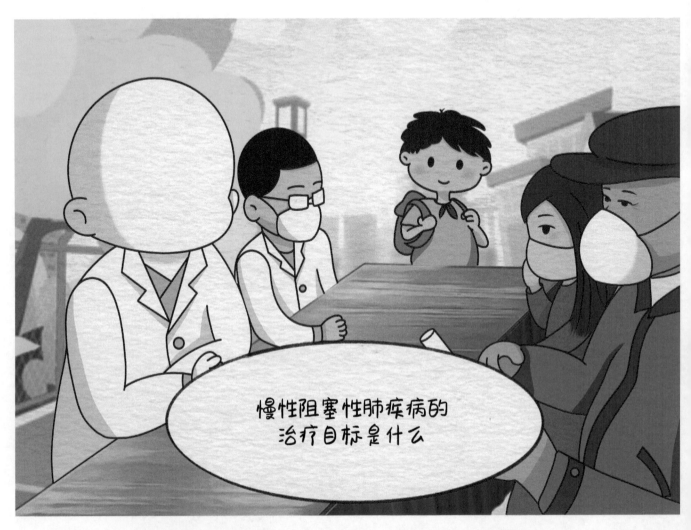

慢性阻塞性肺疾病的
治疗目标是什么

　　慢阻肺患者的治疗目标是防止疾病进展、缓解症状、改善呼吸功能、提高生活质量。在接受规范治疗的基础上，还需要做好日常护理。

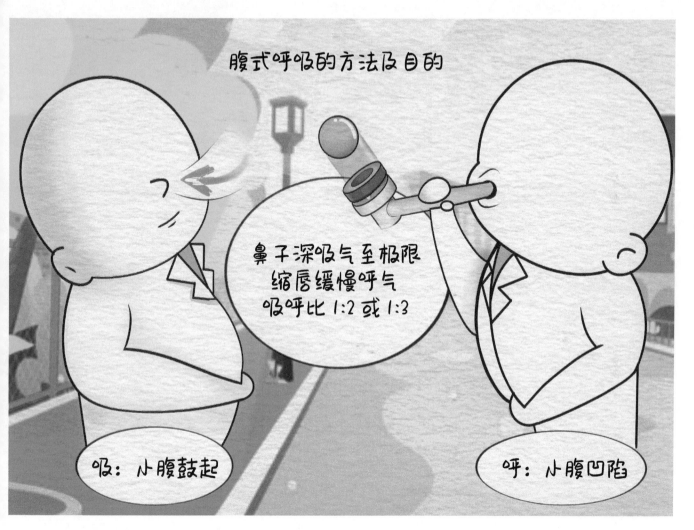

　　慢阻肺患者进行呼吸训练，能提高呼吸肌的收缩力和耐力，预防并阻止呼吸肌疲劳，特别是腹式呼吸，可增强和锻炼膈肌、腹肌和下胸部肌肉的活动，改善其收缩功能，促使肺内残留的空气呼出，增加肺容量，供给身体活动所需要的充足氧气。

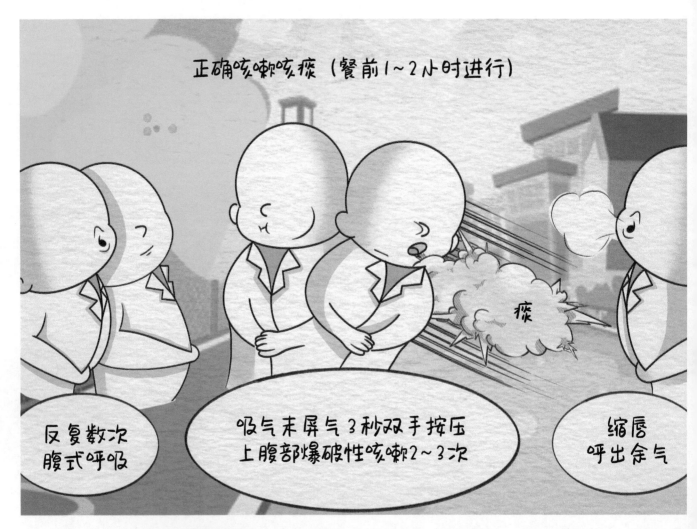

正确咳嗽咳痰（餐前1~2小时进行）

痰

反复数次
腹式呼吸

吸气末屏气3秒双手按压
上腹部爆破性咳嗽2~3次

缩唇
呼出余气

　　慢阻肺患者因呼吸频率快，体内失水增多导致痰液黏稠。又多因年老体弱，且长期呼吸困难，呼吸肌疲劳，使排痰能力降低。正确咳嗽训练可以促进患者有效清除呼吸道分泌物，减少炎症刺激和并发症。

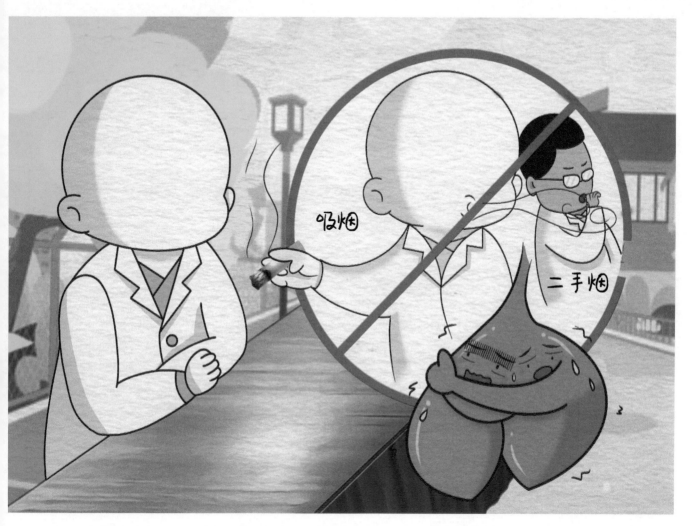

　　吸烟是目前公认的慢阻肺首要危险因素之一。实验室研究结果表明，吸烟可以从多个环节上促进慢阻肺的发病，如能使支气管上皮纤毛变短，排列不规则，使纤毛运动发生障碍，降低气道局部的抵抗力；可以削弱肺泡吞噬细胞的吞噬功能；还可以引起支气管痉挛，增加气道阻力。

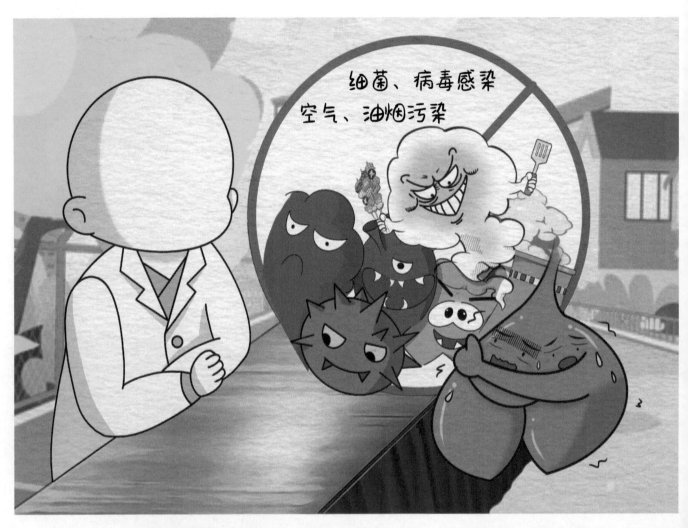

　　远离粉尘，厨房油烟，避免长期吸入有害气体、化学物质。老年慢阻肺患者急性加重通常与感染有关。故应注意外出保暖，避免着凉，同时需要定期接种流感疫苗，增强自身免疫功能，降低人对病原微生物的易感性，预防呼吸道感染。

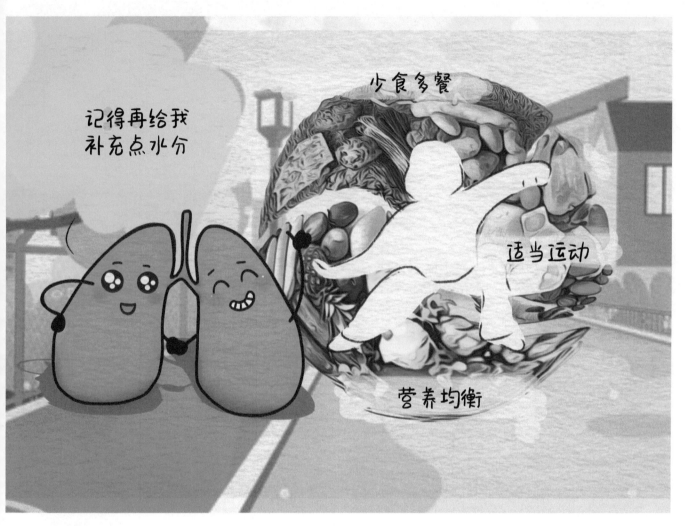

　　营养支持可明显提高部分存在营养不良情况的慢阻肺病患者的呼吸肌功能，也可通过散步、太极拳、瑜伽呼吸操等合适的运动锻炼呼吸功能，增强抵抗力。

2. "气" 多伤身

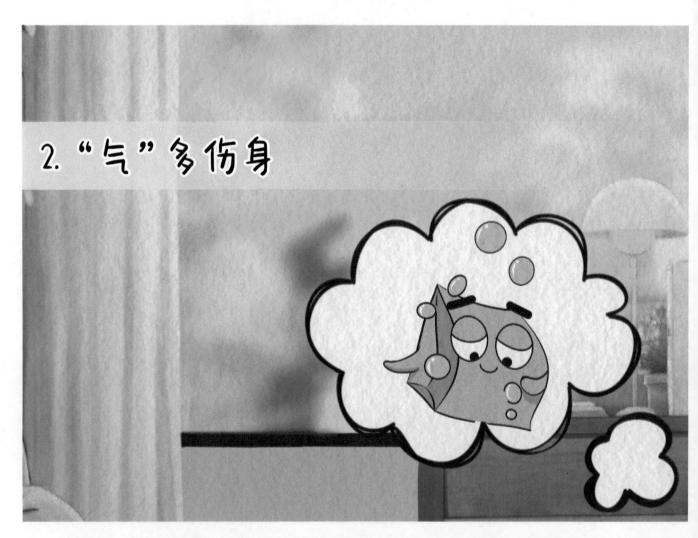

　　过度通气综合征是一组由焦虑或应急反应等因素诱发的，以呼吸急促、呼吸困难为主要表现，可伴有多个系统的临床症状。多见于情绪不稳定的女性，学习、工作紧张者更易发病。

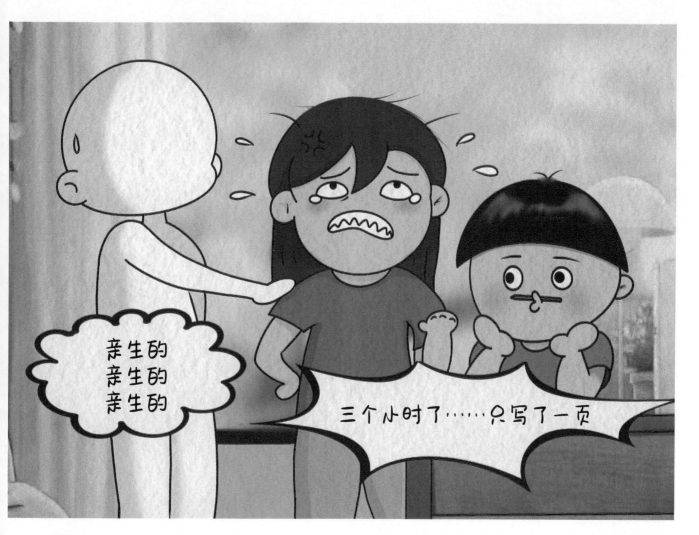

　　周末的一天，小强妈妈检查小强作业情况时，发现贪玩的小强三个小时只写了一页作业，她数次深呼吸，强忍着怒火。

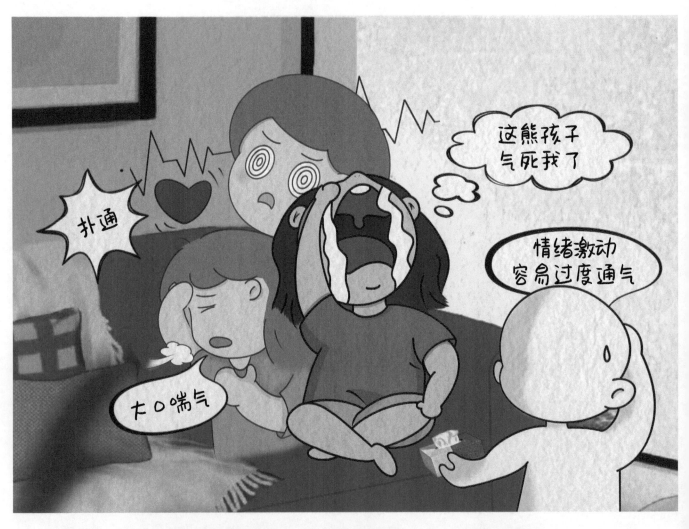

书房外，小强妈妈忍不住对着爸爸鹿漫漫抱怨小强不认真写作业。

专业小知识

　　急性过度通气综合征的患者常感到严重的、类似窒息般的呼吸困难。常伴有情绪激动、恐惧感或躯体症状如胸痛、感觉异常（肢端和口周），甚至发生晕厥等。

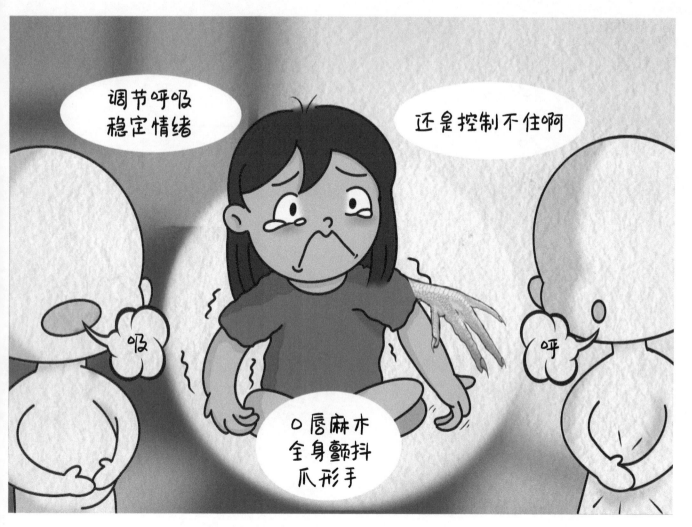

不一会儿，小强妈妈发现自己情况越发严重，鹿漫漫见状，指导她学习腹式呼吸，但因为紧张，效果不佳。

专业小知识

过度通气导致呼吸性碱中毒，而呼吸性碱中毒易引发低磷酸盐血症和低钙血症，发生手足搐搦。通过学习腹式呼吸、减慢呼吸频率，减少二氧化碳丢失，可有效缓解呼吸性碱中毒。

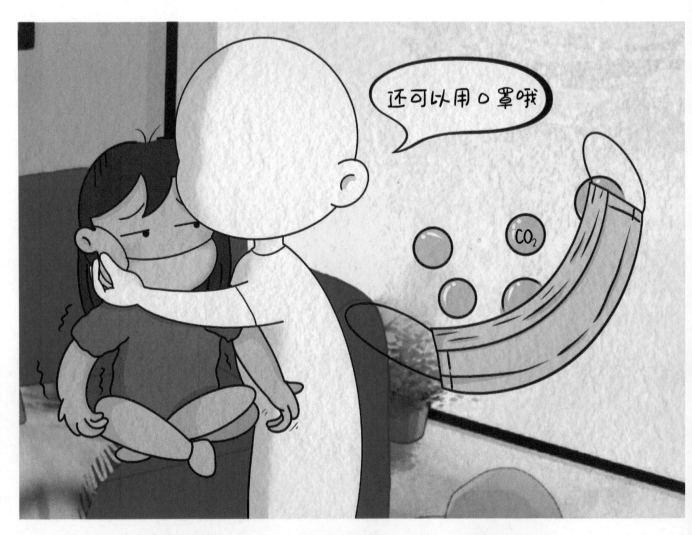

鹿漫漫给小强妈妈戴上口罩，让她配合腹式呼吸，以缓解症状。

专业小知识

戴口罩是模仿面罩吸氧的原理，将呼出的二氧化碳再次吸入肺内，提高血液中二氧化碳的浓度，以减轻过度通气症状。

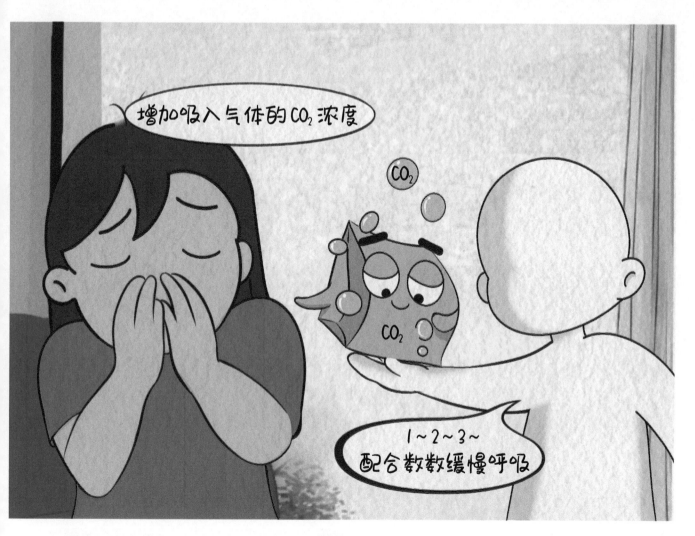

　　小强妈妈的情绪逐渐稳定下来，鹿漫漫告诉她，紧急情况下还可用双手罩住口鼻，也有一定效果，如果症状持续不能缓解，则需要及时送医院治疗。

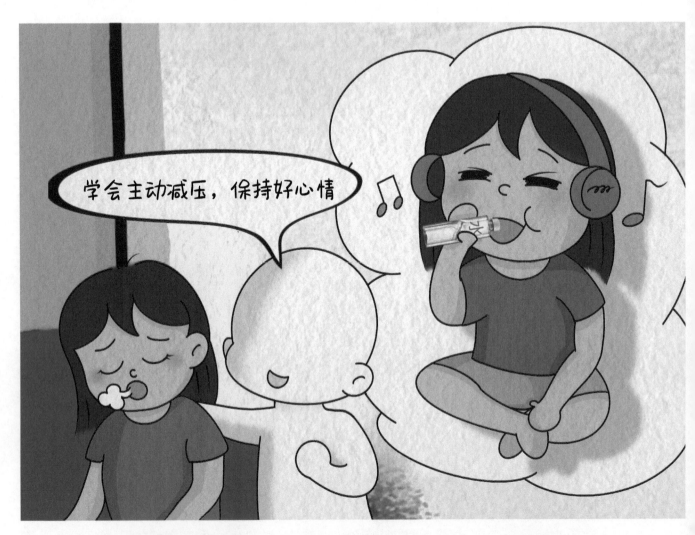

在鹿漫漫的安抚与鼓励下，小强妈妈渐渐缓和了情绪，症状逐渐平缓。

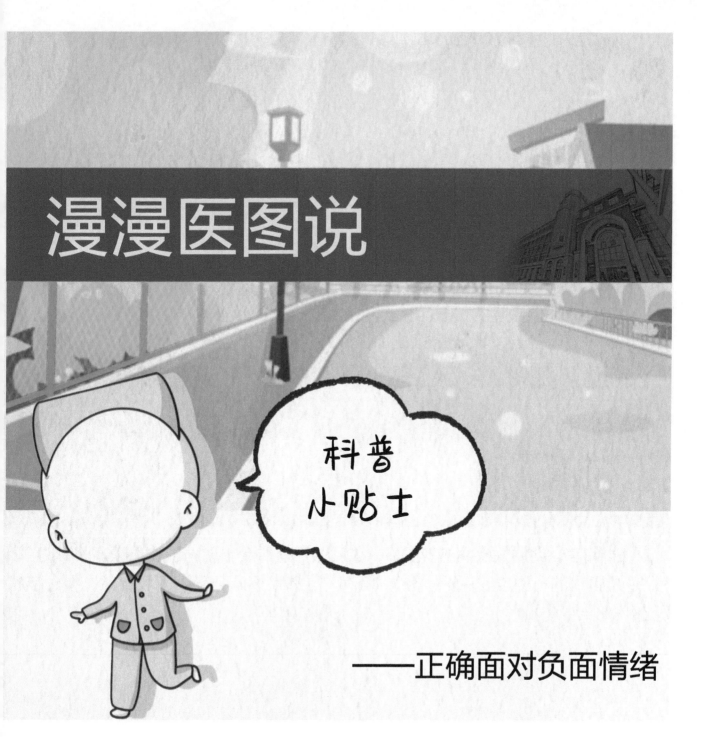

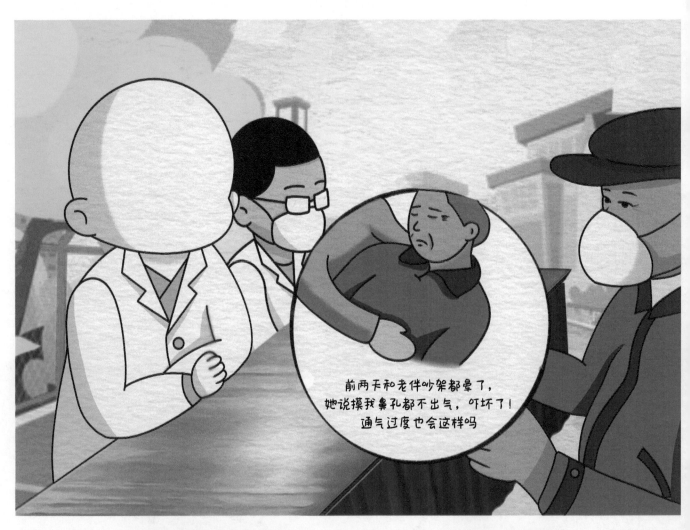

　　在排除其他器质性疾病的前提下，过度通气有时会出现一过性晕厥，此时的"闭气"也是机体的一种自我保护，因为"闭气"后情绪逐渐平稳，呼吸自然减慢，症状便会缓解。

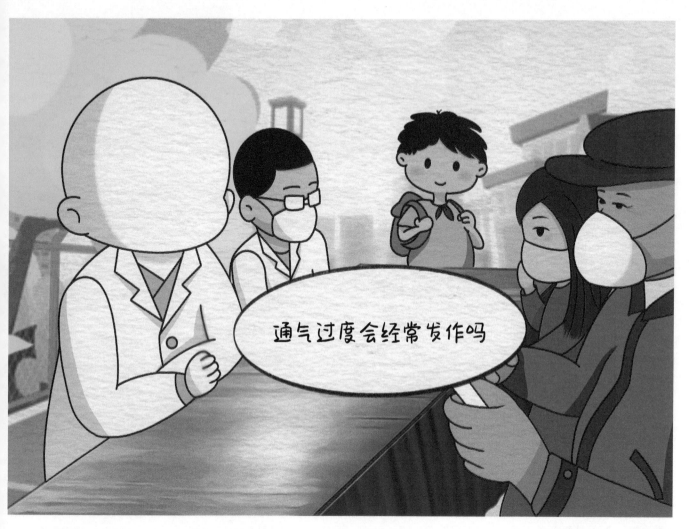

　　通气过度的治疗主要是安慰性的。学会情绪管理，适当宣泄负面情绪，可有效预防发作。个别严重者可通过心理学与药物（如抗焦虑药、抗抑郁药、锂剂）联合治疗。

3. "喘息"之间有讲究

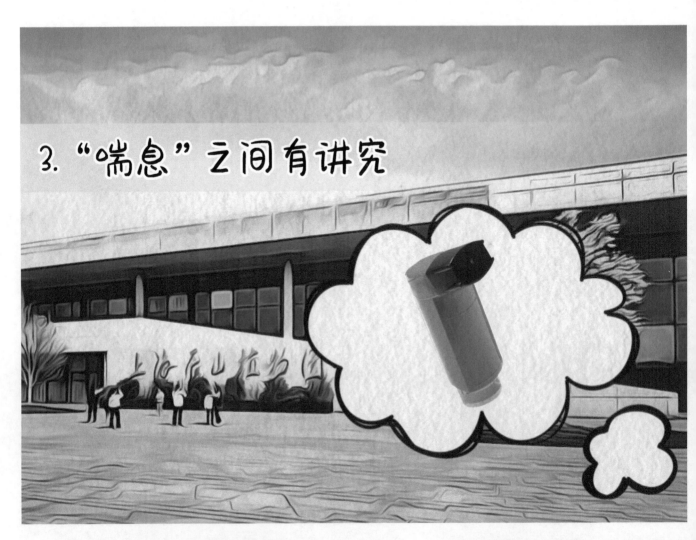

　　支气管哮喘是一种常见的慢性呼吸系统疾病，主要特征是气道慢性炎症和气道高反应性导致呼吸道狭窄和呼吸困难，多数患者可自行缓解或经治疗缓解。

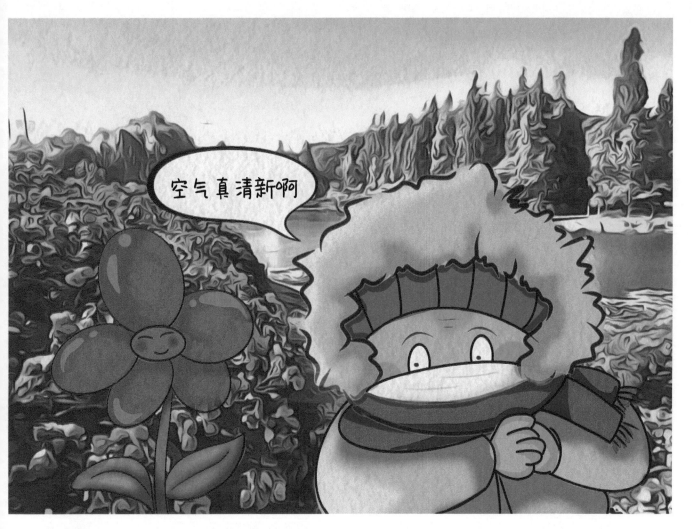

春暖花开，患有哮喘病的王奶奶带着一丝侥幸心理，踏进了植物园。

专业小知识

　　哮喘以过敏性哮喘最为多见，遇花粉季节、雾霾天气时，非必要不外出，需外出时，建议佩戴口罩，做好防护。

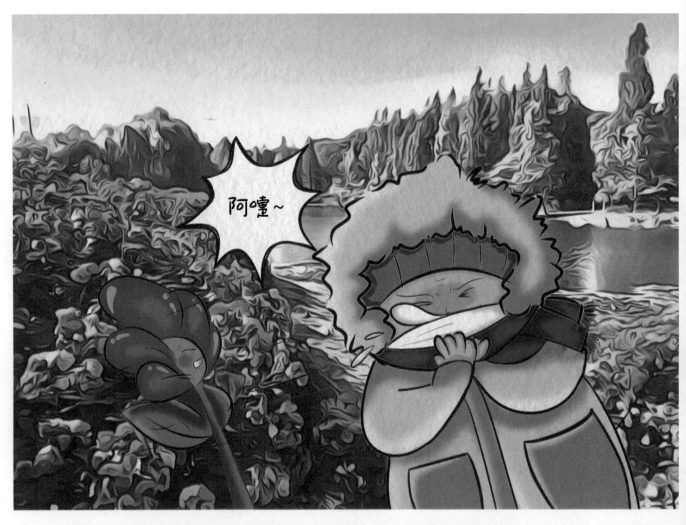

阿嚏~

植物园里的空气都带着花朵香甜的味道，王奶奶忍不住拉下了口罩，正在欣赏美景的时候，突然一声"阿嚏"，哎呀，大意了——哮喘可能发作了！

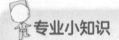 专业小知识

哮喘发作的征兆：鼻痒、眼痒、流涕、打喷嚏、干咳等。

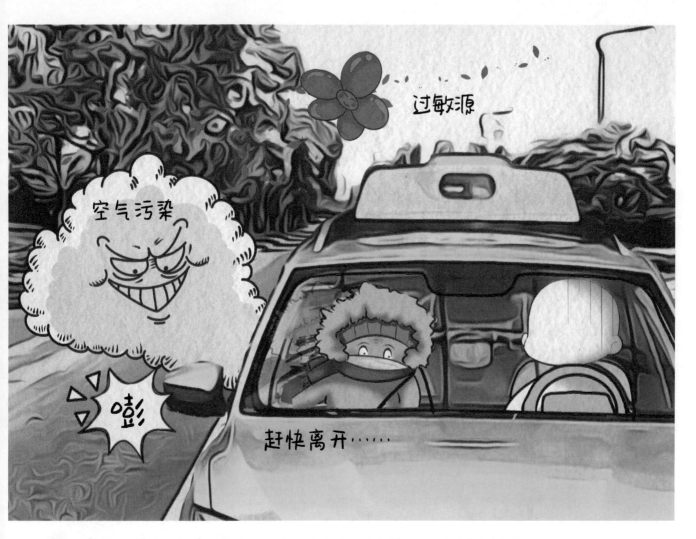

事不宜迟，为了安全起见，王奶奶立刻打车离开，远离过敏源。

过敏性哮喘的诱发因素有尘螨、动物毛发、花粉、尾气、油漆等，还有某些药物及致敏食物。

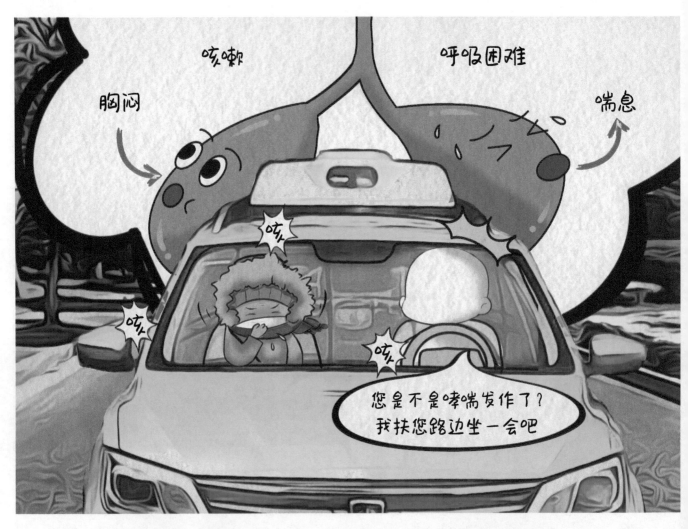

司机正是鹿漫漫，他的车没开多远，王奶奶的哮喘还是不可避免地发作了。

专业小知识

哮喘发作症状：反复发作的喘息、气急、胸闷或咳嗽，进一步可出现大汗淋漓、烦躁、心率加快，可听到响亮、弥漫的哮鸣音，出现典型的"三凹征"（即吸气时胸骨上窝、锁骨上窝、肋间隙明显凹陷）。

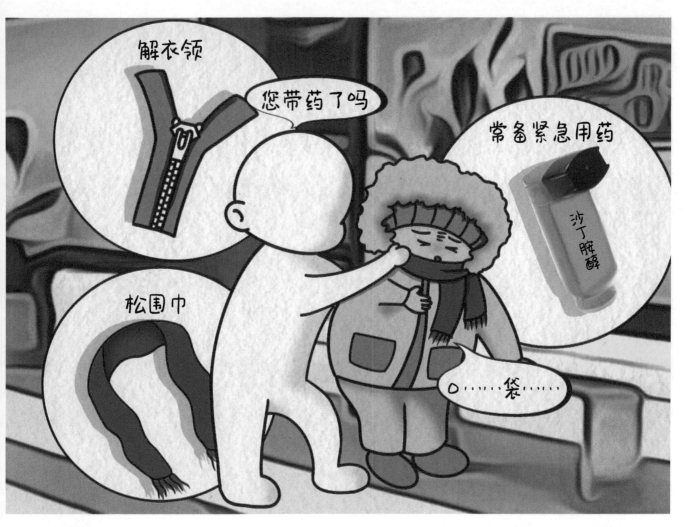

　　鹿漫漫见状立刻停车，扶王奶奶到开阔的环境坐下，为她松解衣领、围巾，保持呼吸顺畅，王奶奶告诉他，口袋里有哮喘急救药。

专业小知识

　　沙丁胺醇吸入气雾剂一般作为临时应急救治用药，有哮喘发作预兆或发作时，气雾吸入。

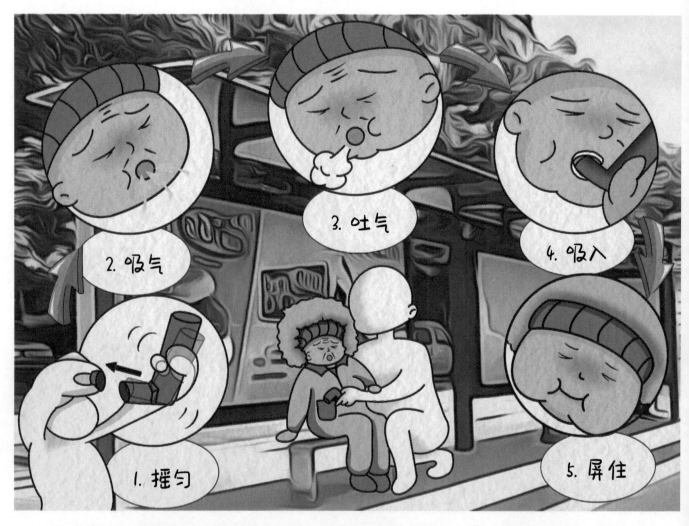

鹿漫漫立刻拿出药，在王奶奶的配合下，正确规范用药，缓解了她的症状。

![] **专业小知识**

　　沙丁胺醇气雾剂可舒张支气管平滑肌，缓解支气管痉挛引起的憋喘、呼吸困难，正确用药后，一般 1~5 分钟即可发挥作用，药效一般持续 4~6 小时。

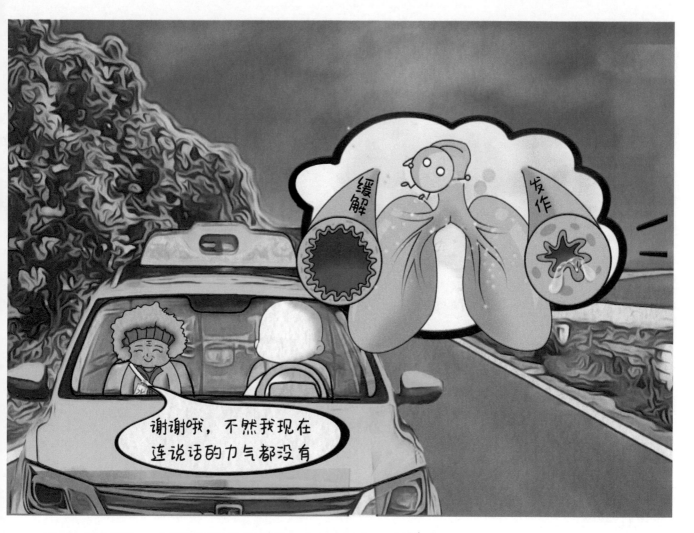

为安全起见，鹿漫漫带着王奶奶去医院进一步检查。

🧑 **专业小知识**

哮喘发作是免疫系统与异物对抗过程中引起了炎性反应，使气道黏膜分泌物增多、充血水肿，平滑肌收缩使气道变狭窄。炎性反应次数多后，平滑肌就会一惊一乍，称之"气道高反应"。有哮喘病史的人群，在哮喘控制稳定阶段，也要避免诱因，以免加重炎症，诱发哮喘。

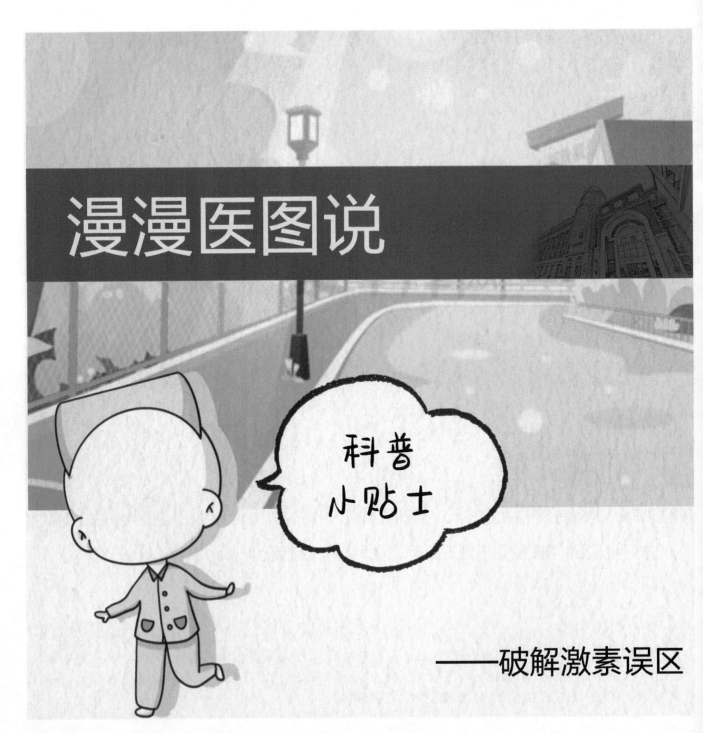

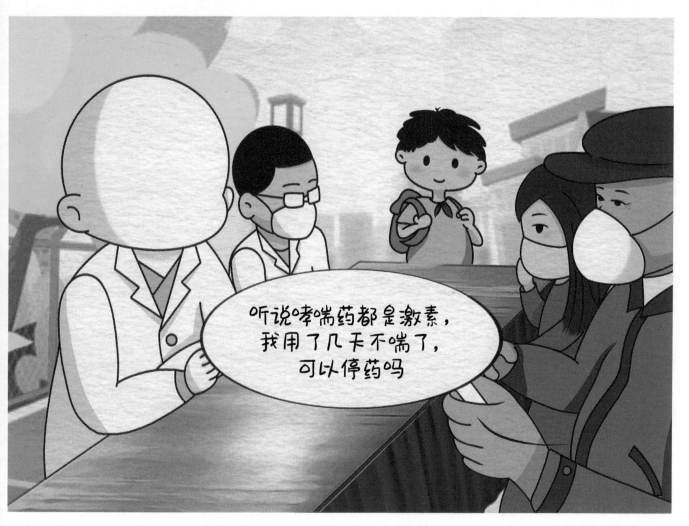

　　有不少哮喘患者在用含激素药物治疗后，只要症状稍有好转，出于对激素不良反应的恐惧心理，就盲目停药了。

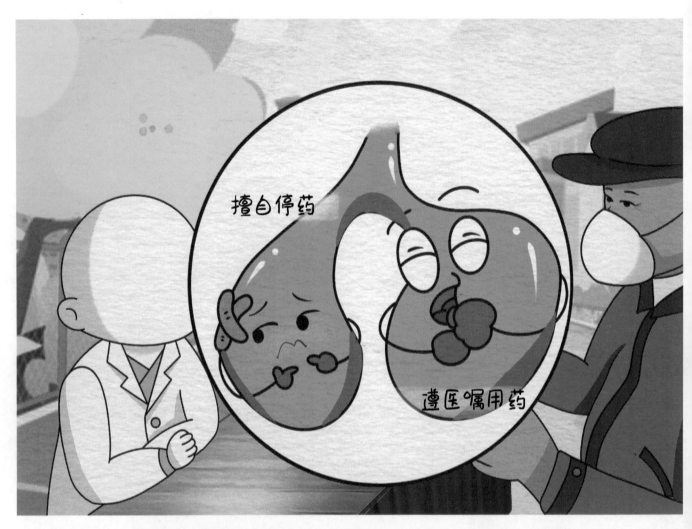

　　殊不知，擅自停药风险大于激素药物的不良反应！激素是控制哮喘发作，控制气喘气道慢性炎症最有效的药物，不能突然停药，应根据控制情况遵医嘱逐步减少激素用量。

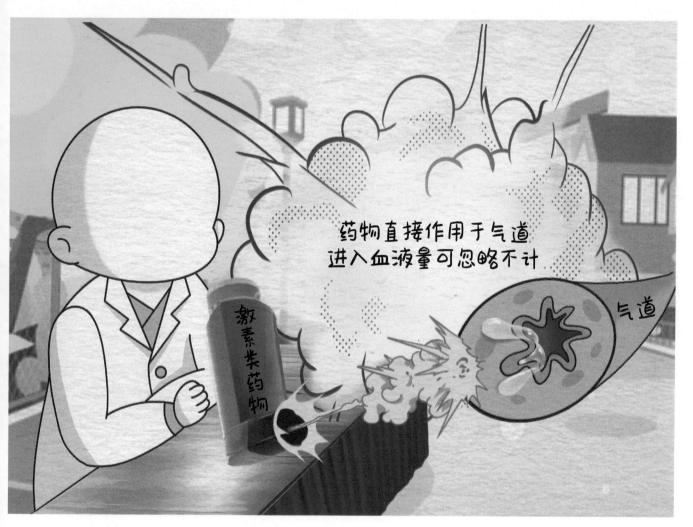

　　吸入气雾剂是直接作用于气道，局部靶向给药，进入血液微乎其微，不良反应较低，但切记，在吸入后及时用清水漱口，预防真菌感染。

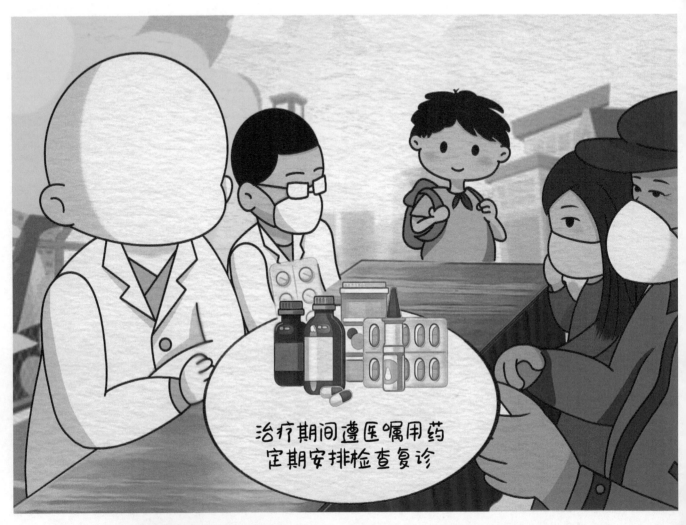

治疗期间遵医嘱用药
定期安排检查复诊

　　哮喘治疗需要遵循积极、规范治疗，兼顾个体化原则，同时做好日常护理，减少疾病的发作次数，使自己逐渐恢复健康。

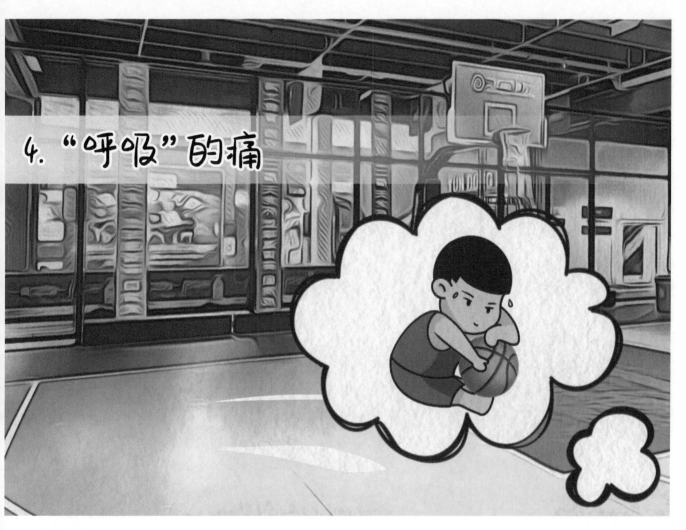

4."呼吸"的痛

气胸是气体进入胸膜腔导致肺部分或完全塌陷。可自发，也可因创伤或医疗操作引起，可根据临床表现和胸部 X 线判断。

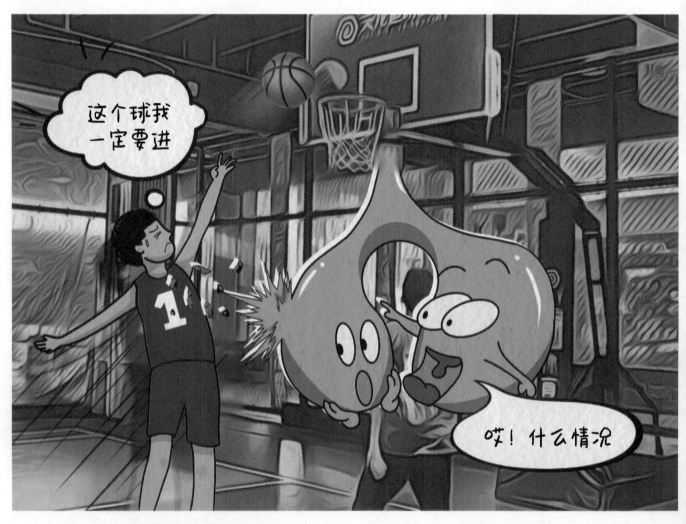

　　校园里正在进行一场激烈的篮球比赛，最后的紧张时刻，小明一个三步上篮顺利拿下两分，突然……

🧑 **专业小知识**

　　原发性自发性气胸发生于没有肺部基础疾病的患者，瘦高体型的 10~30 岁青年男性居多。病因是吸烟或遗传因素导致的肺尖胸膜下大疱自发破裂。

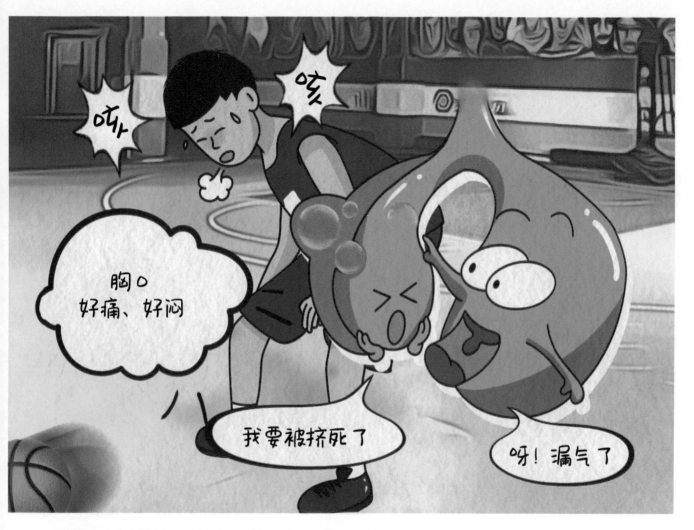

小明双脚刚落地，便感觉胸口疼，喘不上气。

气胸时气体从胸外部或从肺本身通过纵隔进入胸膜腔或直接胸膜穿孔，胸腔压力升高，肺容积减少，肺通气量减少，且自发性气胸多起病突然，主要症状为呼吸困难、患侧刀割样疼痛、刺激性干咳。

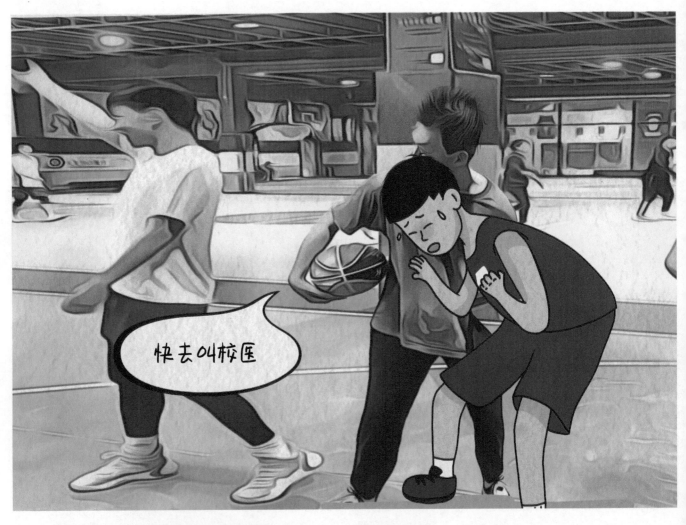

裁判见状立刻叫停比赛，搀扶着小明，呼叫校医。

专业小知识

　　原发性自发性气胸通常于休息时发生，但有些病例发生于大笑、睡觉翻身、举臂或伸展等类似运动时，也可发生于潜水或高空飞行时。

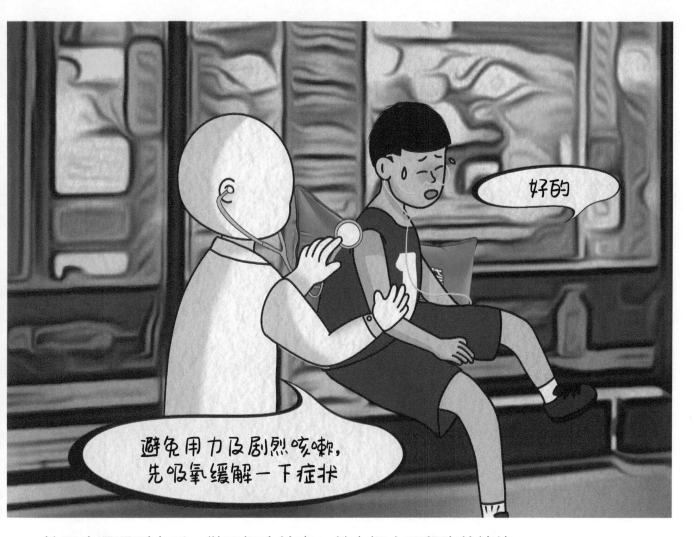

校医鹿漫漫到来后，做了初步检查，并安抚小明紧张的情绪。

🧑‍⚕️ 专业小知识

　　气胸患者需保持冷静，采取半卧位，减少走动，有条件者予以吸氧，由于肺毛细血管可自行吸收胸膜腔内积气，保守治疗的患者给予吸氧，可使其吸收速度加快 4 倍。

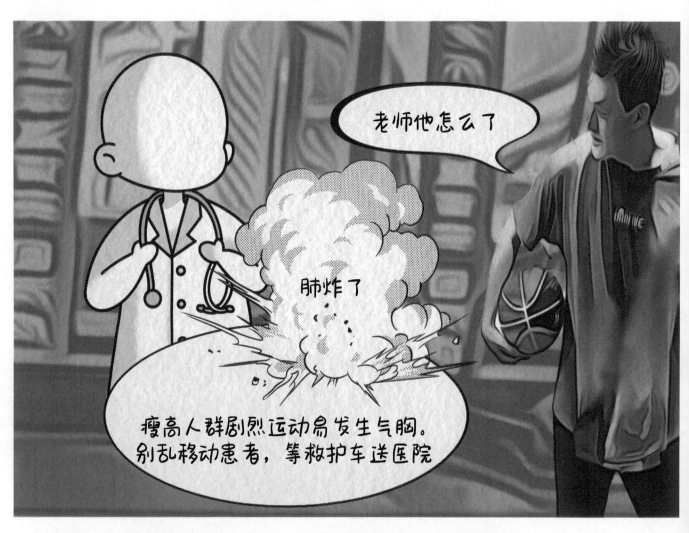

鹿漫漫告知教练，小明大概率出现了气胸，需立刻送医院。

　　瘦高体型的人在发育过程中胸膜及肺局部组织存在薄弱、发育不全的可能，易在肺尖部形成胸膜下肺大疱。胸壁肌肉力量也稍显薄弱，压力骤增后，容易致肺大疱破裂。

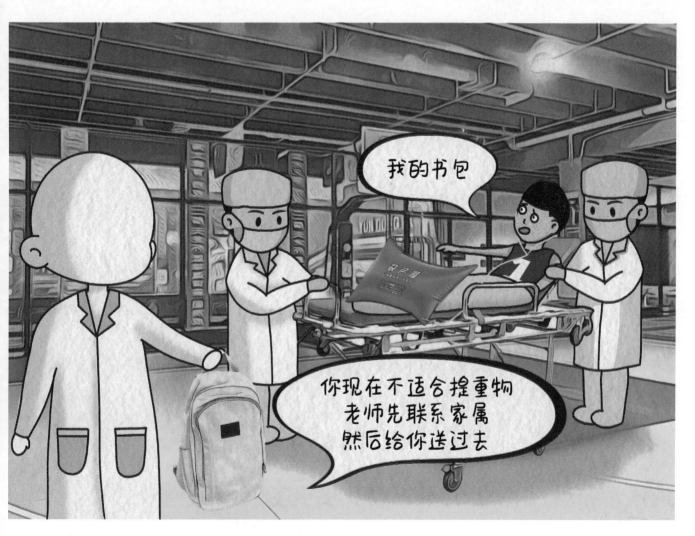

120 赶到现场，送小明前往医院进一步治疗。

专业小知识

　　气胸的治疗方法有保守观察治疗、胸膜腔穿刺抽气、胸腔闭式引流、外科手术等。可根据患者的症状、气胸量大小、气胸发生原因等选择合适的治疗方法。

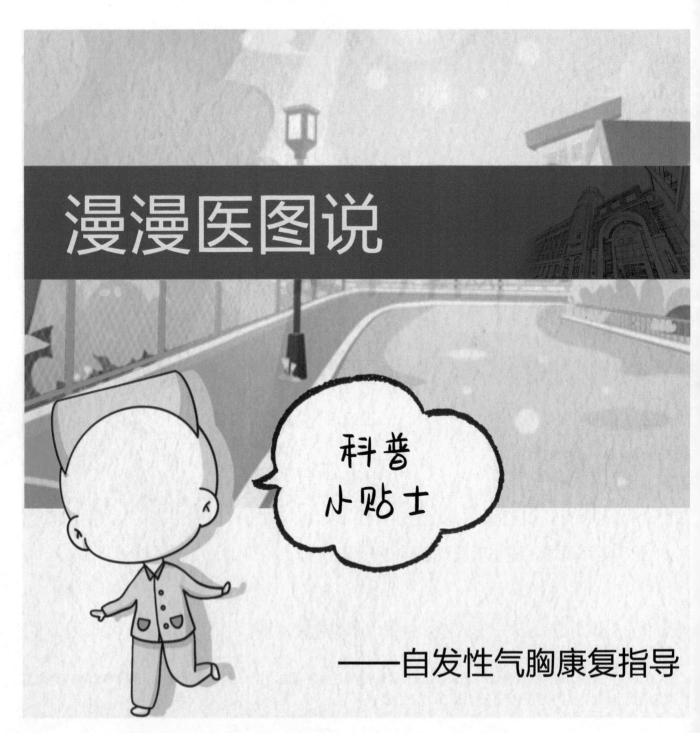

漫漫医图说

科普
小贴士

——自发性气胸康复指导

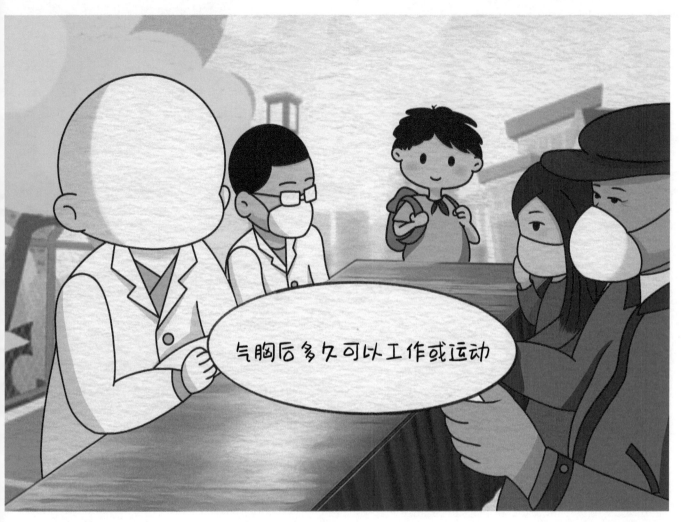

　　目前没有证据证明体力活动和适当的运动与气胸复发相关，但保守治疗的气胸患者一年内复发率较高。患者在气胸初发 2~4 周后需在相关科室复查，在症状消失后可考虑参加正常工作和活动。

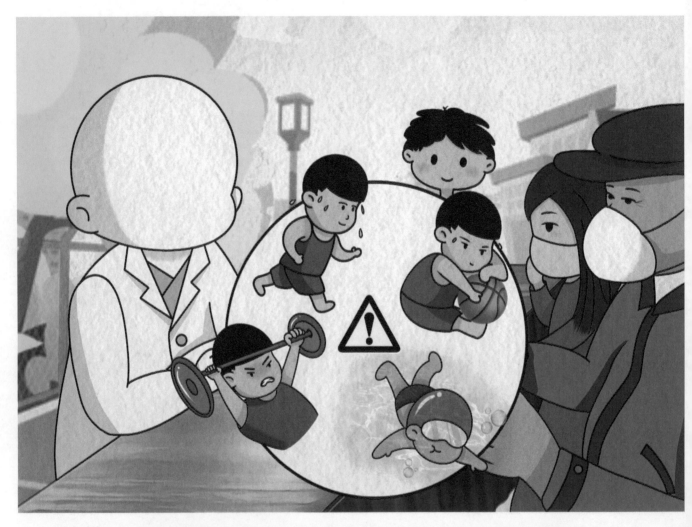

　　但扩胸、拉伸、撞击等剧烈运动需在影像学提示气胸完全消失后方可进行。水下活动会增加气胸复发率，在潜水上升过程中气胸量也会加大，增加张力性气胸发生的风险。

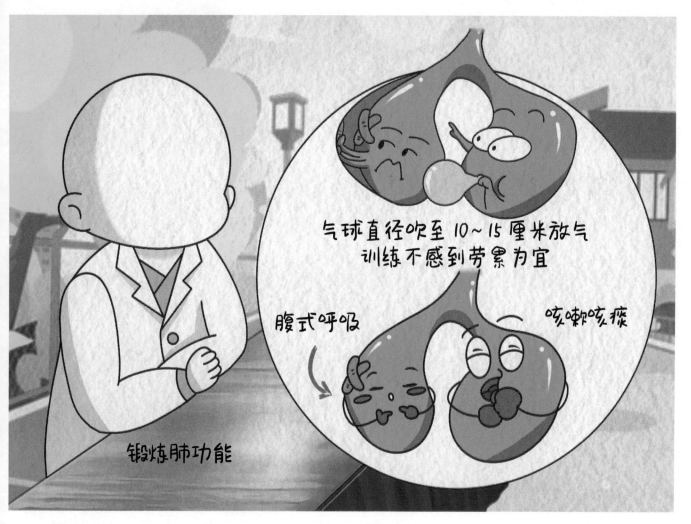

气球直径吹至10~15厘米放气
训练不感到劳累为宜

腹式呼吸

咳嗽咳痰

锻炼肺功能

　　肺功能锻炼可促进受压萎陷的肺扩张，加速胸腔内气体排出，促进肺复张。保持适度的运动，如散步，可增强体质，提高肺功能，有助于身体的康复。

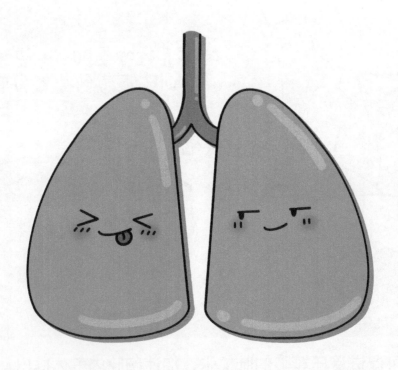

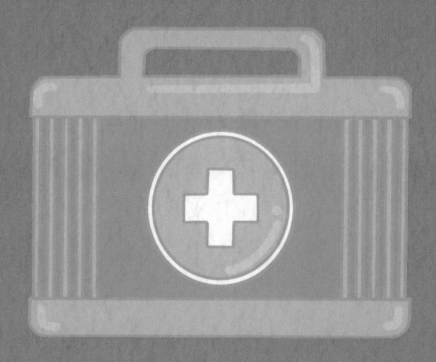

二、权时"急"救

学习急救相关知识，有利于在急救现场正确分析形势，缓解危机，为进一步救治奠定基础。

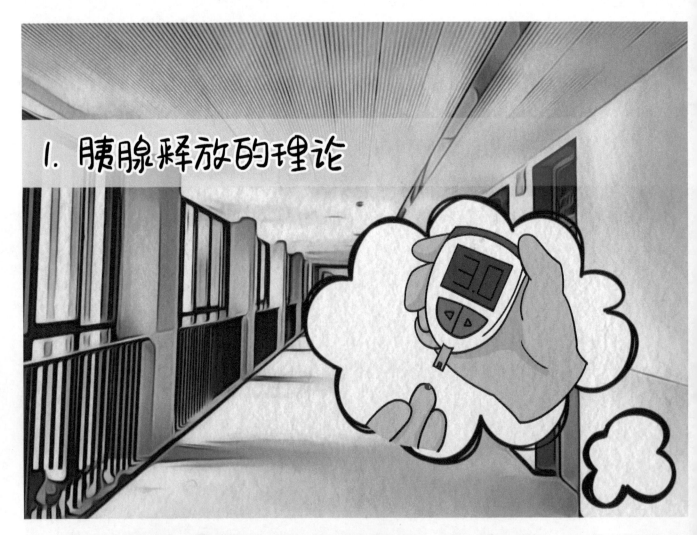

1. 胰腺释放的理论

  胰脏内的胰岛 β 细胞受内源性或外源性物质的刺激而分泌的一种蛋白质激素，称为胰岛素。胰岛素是机体内唯一降低血糖的激素。

  低血糖症是由多种病因引起的血糖浓度过低所致的一组临床综合征。

低血糖的诊断标准 $\begin{cases} \text{非糖尿病患者，血糖<2.8 mmol/L} \\ \text{糖尿病患者，血糖≤3.9 mmol/L} \end{cases}$

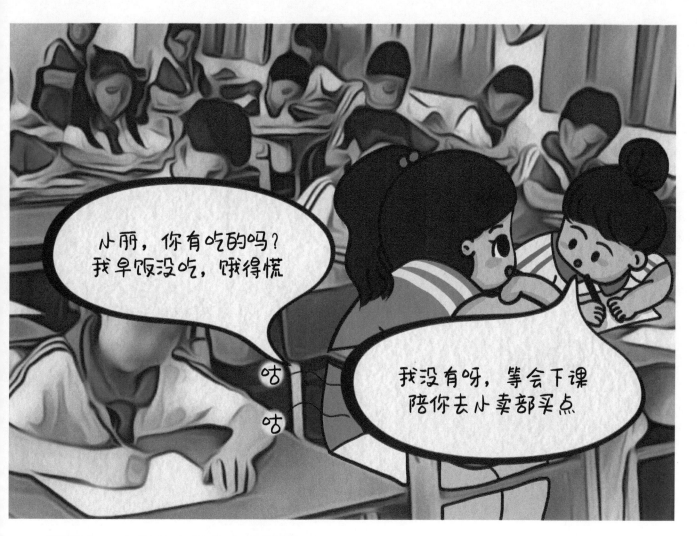

课堂上，小美和小丽在窃窃私语……

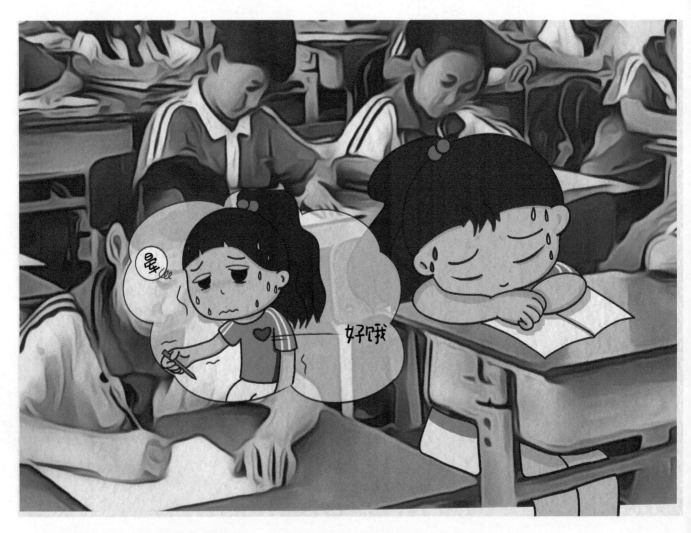

小美有气无力地趴在桌子上，期待着下课铃声的响起。

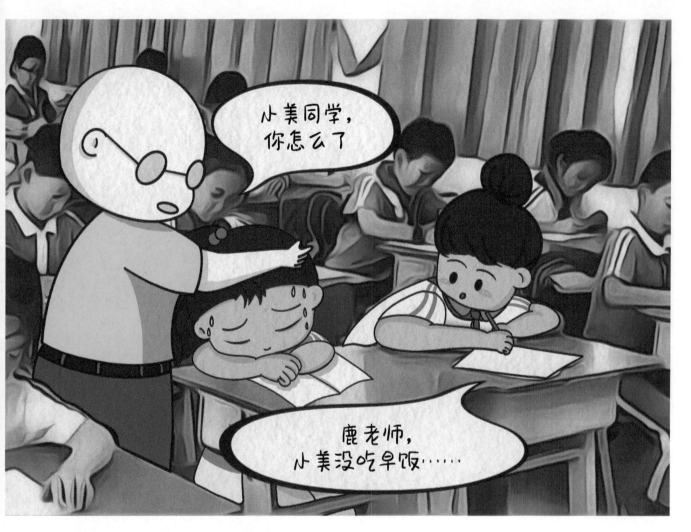

没一会儿，语文老师鹿漫漫察觉了小美的异样。

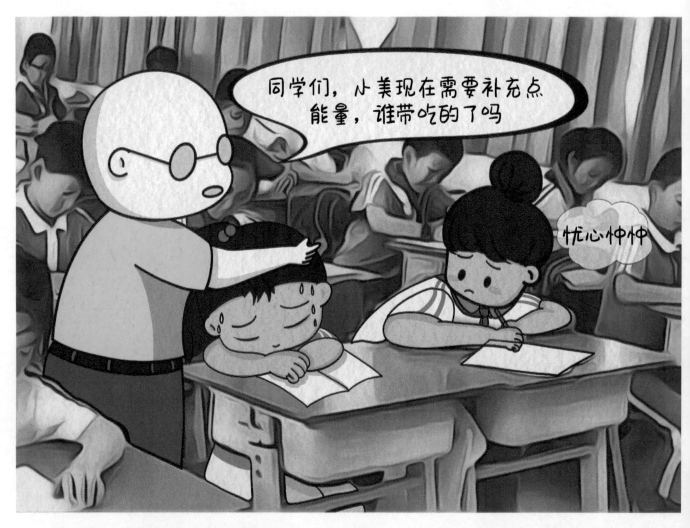

　　鹿漫漫老师发现小美可能发生了低血糖反应，于是向班级里其他同学搜集可以快速补充糖分的食物。

专业小知识

　　当就餐时间较晚或未进食早餐时，尽管未达到低血糖的诊断标准，但仍有症状，称为"低血糖反应"。尽管"低血糖反应"血糖并不低，但也不可轻视或置之不理。无条件监测血糖的情况下，原则上，"低血糖反应"应按低血糖症同样对待。

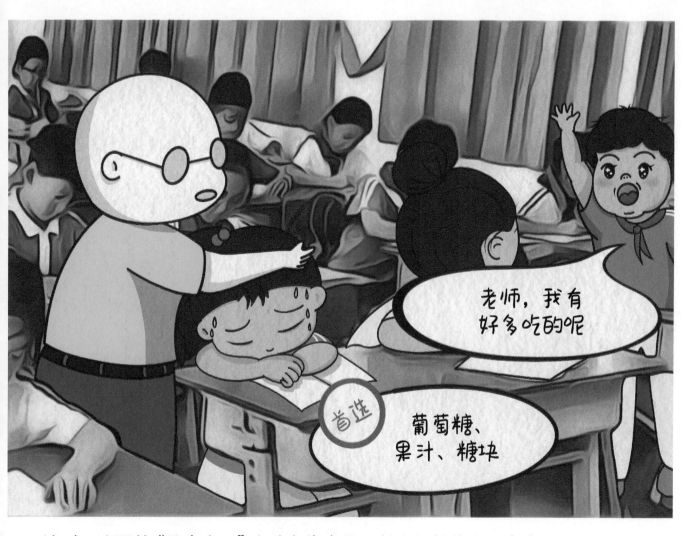

这时，班里的"零食大王"小胖自告奋勇，献出了他的小零食库。

专业小知识

　　对于意识清醒者，可口服 2~5 粒葡萄糖片、150 毫升果汁、一大勺蜂蜜或 3 颗糖块、饼干等缓解低血糖症状。不建议吃冰淇淋、巧克力等含较多脂肪的食物，因为脂肪摄入过多会影响胃排空速度，进而影响血糖升高速度。有服用阿卡波糖药物的糖尿病患者，优先选择葡萄糖液治疗。

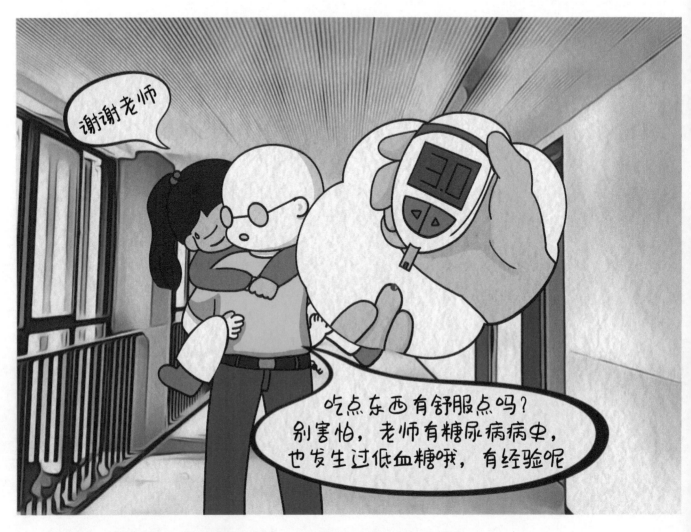

随后，鹿漫漫一边安慰小美一边背着小美前往医务室。

专业小知识

低血糖不是疾病诊断的本质，而是糖代谢紊乱的标志。其病因的诊断较复杂，若频繁出现低血糖，应及时到医院做进一步检查，寻找病因，做好预防。

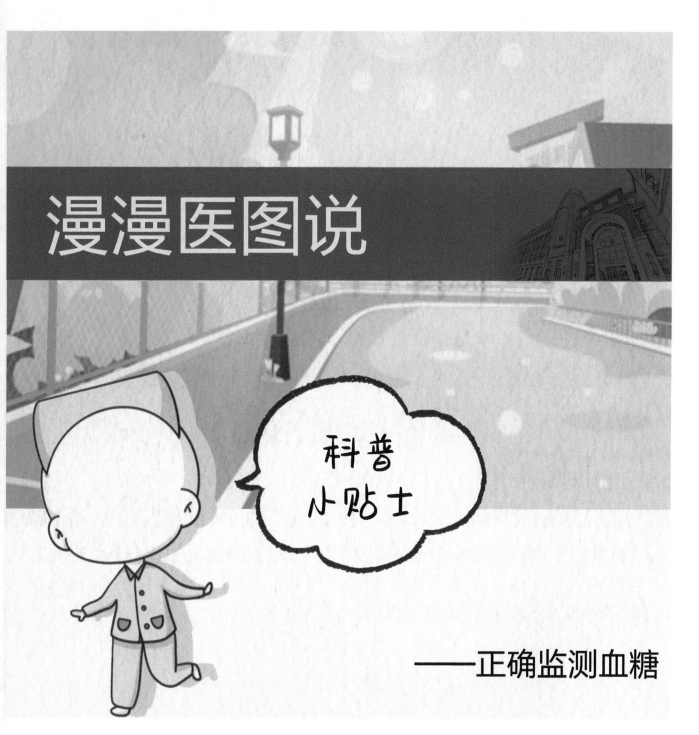

漫漫医图说

科普
小贴士

——正确监测血糖

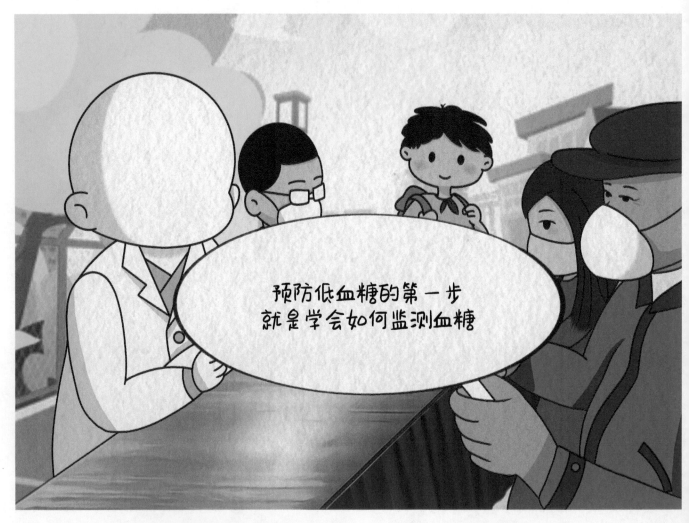

糖尿病是一种伴随终身但可控制的疾病，血糖过低或过高都会给身体带来危害。高血糖会引发并发症，低血糖会出现急症，往往低血糖的危害会高于高血糖，糖尿病患者发生低血糖较健康人群更具危险性。

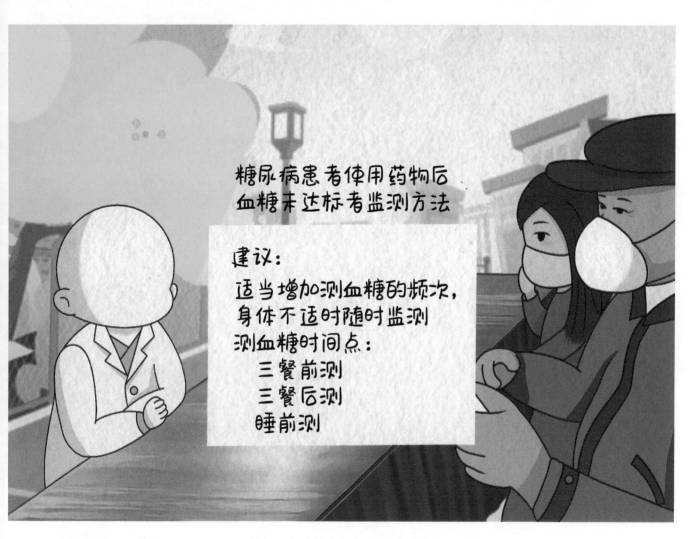

合理监测血糖可以为糖尿病治疗方案的调整提供有价值的信息。

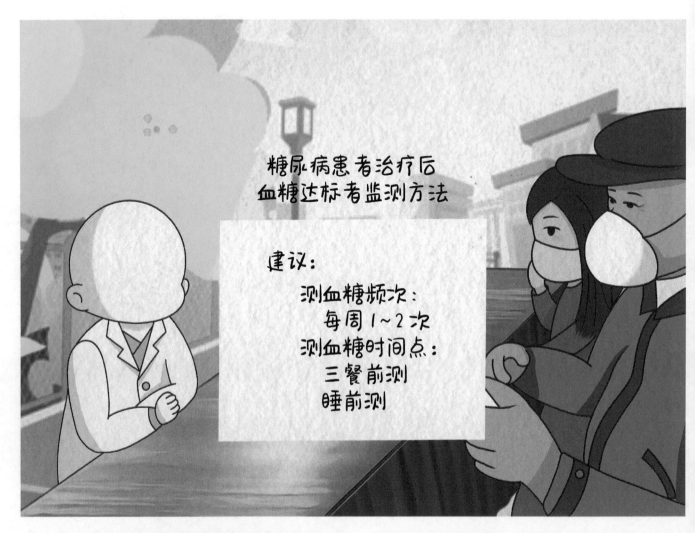

糖尿病患者治疗后血糖达标者监测方法

建议：
测血糖频次：
每周1~2次
测血糖时间点：
三餐前测
睡前测

　　口服降糖药或使用胰岛素血糖达标者，可灵活监测血糖，根据自身血糖控制水平和实际情况，及时调整血糖监测频次与时间。再结合糖化血红蛋白的定期检测，能基本了解自身血糖控制情况。

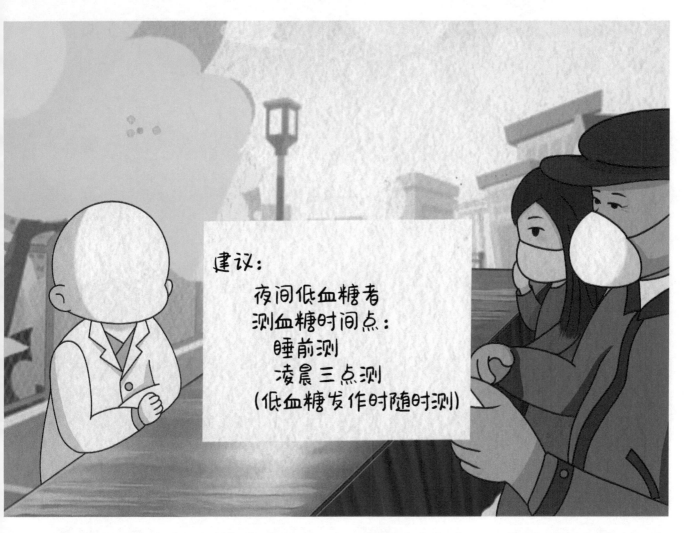

　　脆性低血糖患者是指血糖昼夜波动大、病情极不稳定、不易控制的人群，低血糖发生时患者往往症状不明显，容易被忽略而耽误救治。

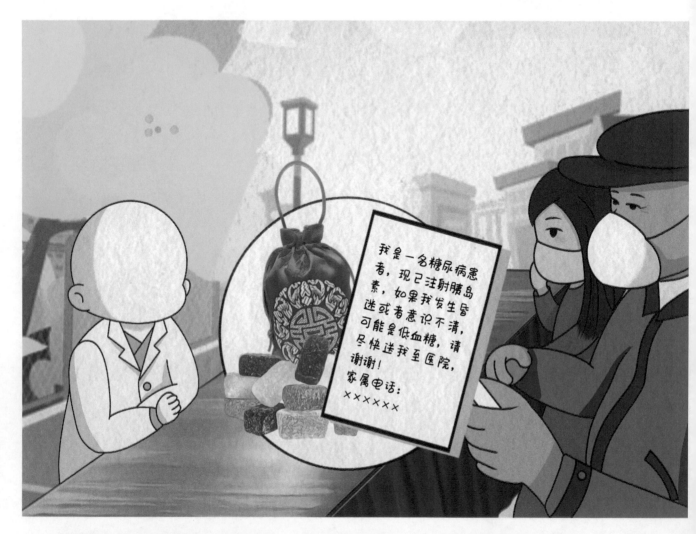

　　糖尿病患者外出时，应自备一个急救锦囊，以便在低血糖发作时让别人第一时间提供帮助，解除低血糖危机。

2. 势如破竹的热油

烫伤是由高温液体（沸水、热油）、高温固体（烧热的金属等）或高温蒸气等所致的损伤。烫伤是烧伤的一种，并发症包括低血容量性休克、吸入性损伤、感染、瘢痕和挛缩。

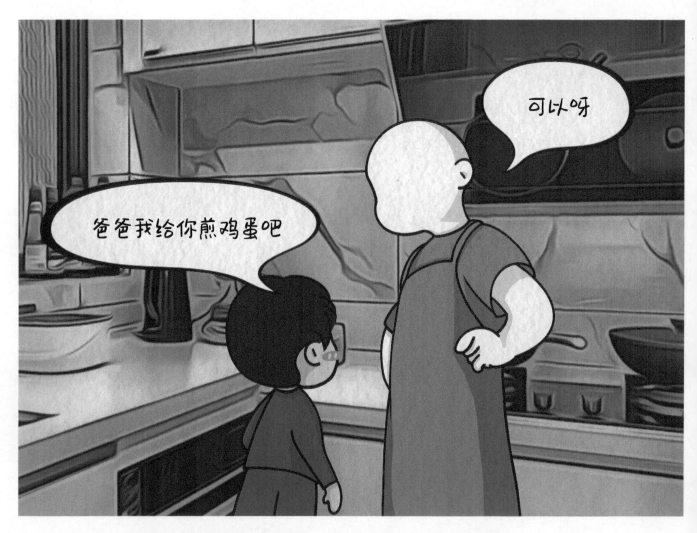

今天是父亲节，小虎打算帮爸爸鹿漫漫下厨，以表孝心。

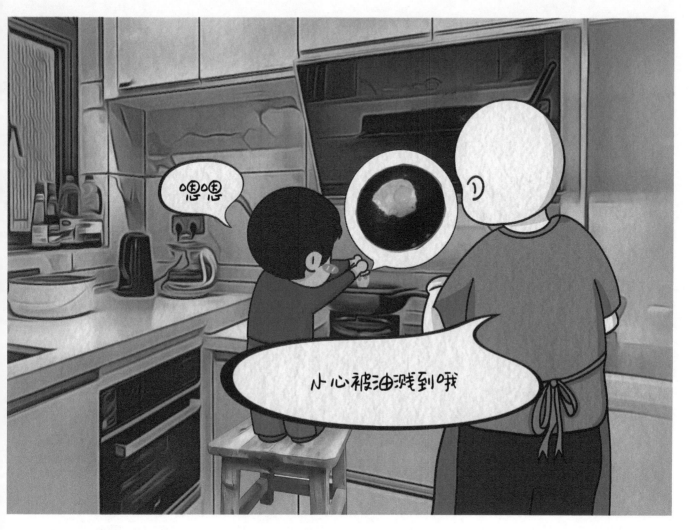

爸爸鹿漫漫在旁边耐心地教小虎倒油、入菜、起锅……

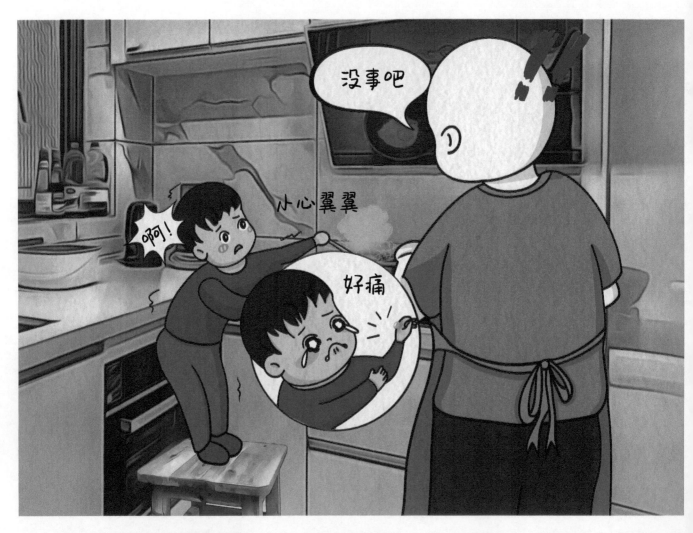

　　就在鸡蛋打入油锅的瞬间，热油猛地溅到了小虎的手背上，稚嫩的小手瞬间被烫得通红。

🧑 **专业小知识**

　　导致烫伤的原因很多，最常见的有开水、稀粥、热汤或冬天时用的热水袋等，烫伤致正常皮肤的表皮屏障被破坏，使细菌入侵、细胞外液流失，造成皮肤局部损伤。

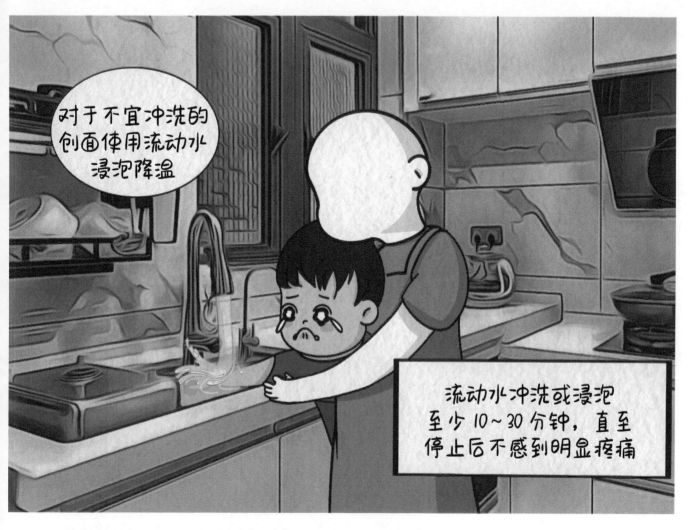

爸爸鹿漫漫第一时间对烫伤的部位做了紧急处理。

专业小知识

　　脱离致伤热源后，自然冷却时烧伤部位深层组织的温度仍会持续上升，冷疗有助于散去有害的余热，降低暴露神经末梢的痛觉灵敏度，减少创面血流及肿胀程度，具有较好的镇痛效果。冲洗时避开伤口，近心端向远心端冲洗，防止直冲伤口时损伤皮肤甚至导致皮肤剥脱。

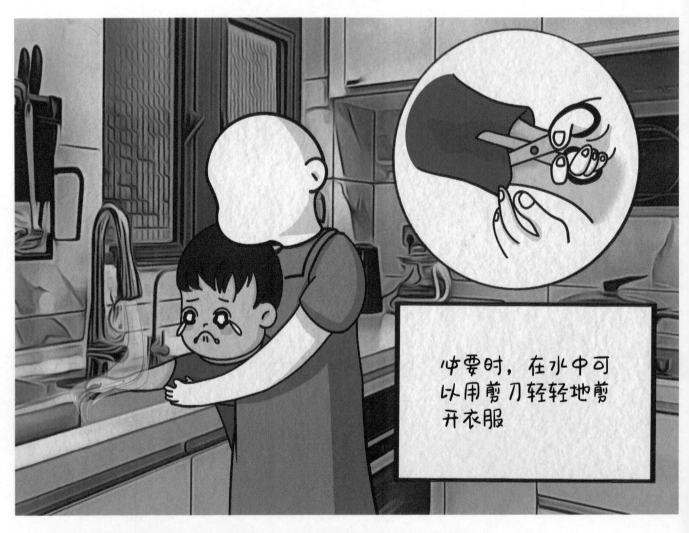

必要时，在水中可以用剪刀轻轻地剪开衣服

鹿漫漫同时告知小虎不能强行撕脱黏附于伤口的衣物。

🧑 **专业小知识**

　　不推荐使用冰块或冰水冷却，因可加剧血管痉挛，导致组织缺血和疼痛，加深烫伤。不可强行脱去衣服，易造成皮肤组织剥离，增加创面损伤。若有戒指等饰物也应及早摘下。

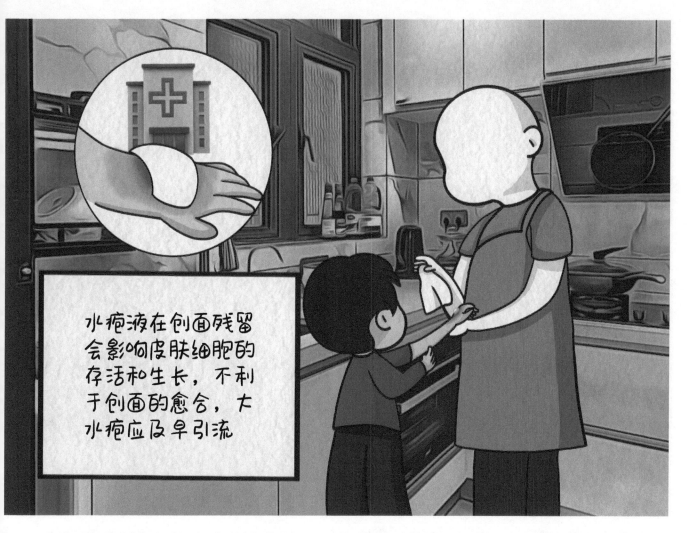

　　小虎看到手背上的水疱非常害怕，但鹿漫漫告诉他水疱不能随意挑破，要用干净的纱布盖住伤口去医院处理。

专业小知识

　　水疱皮有机械屏障作用，保护创面，尽量保持完整，留给专业医疗人员处理以免增加感染风险。水疱皮还能覆盖创面可保护伤口免受污染和继发感染，减轻暴露的神经末梢引起的疼痛，避免转运时再次损伤。

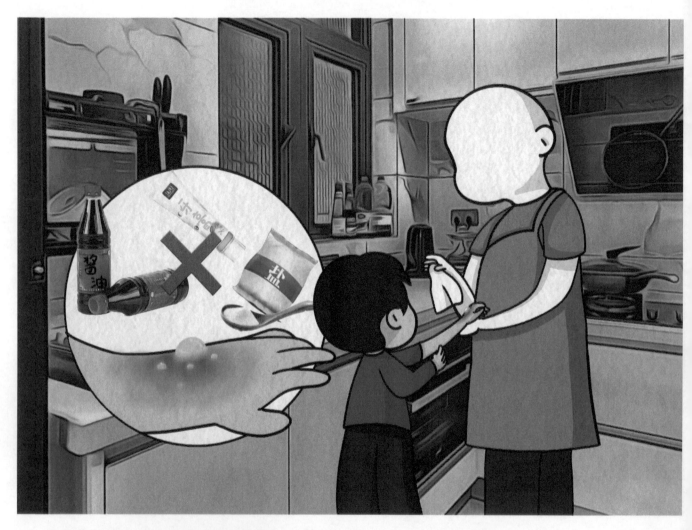

鹿漫漫提醒小虎不能使用酱油、牙膏等涂抹烫伤的创面。

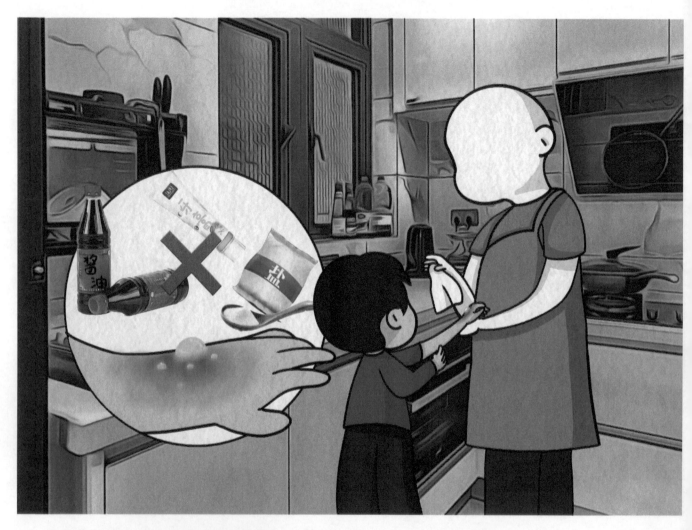专业小知识

　　烫伤后涂抹异物会掩盖创面，使医生无法确定创面的大小和深度，而且容易引起细菌感染，增加清创难度。应该使用无菌纱布或干净的纯棉毛巾覆盖于创面并固定，减少外界的污染和刺激，有助于保持创面的清洁和减轻疼痛。

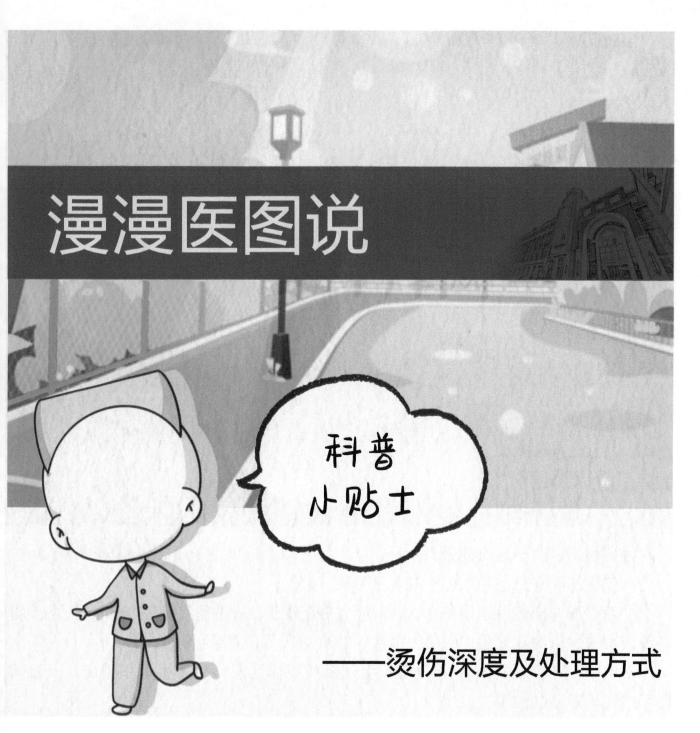

漫漫医图说

科普
小贴士

——烫伤深度及处理方式

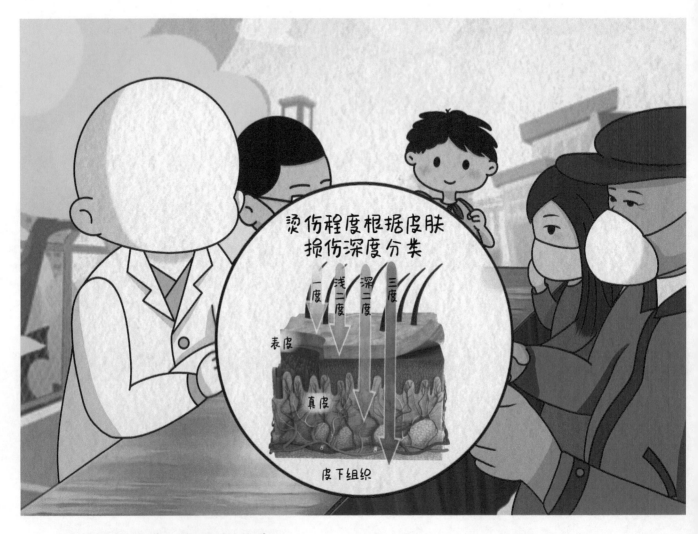

根据烫伤深度一般可划分为：

Ⅰ度烫伤（有时也称为浅表的）：局限在表皮。

Ⅱ度烫伤（部分深度烫伤）：以水疱为主要表现，浅Ⅱ度烫伤主要损伤在表皮层与真皮层浅表；深Ⅱ度烫伤较深，范围可能会累及真皮深部组织。

Ⅲ度烫伤（全层烫伤）：累及真皮全层及皮下脂肪层，除了小面积烫伤，一般需要手术切除和皮肤移植。

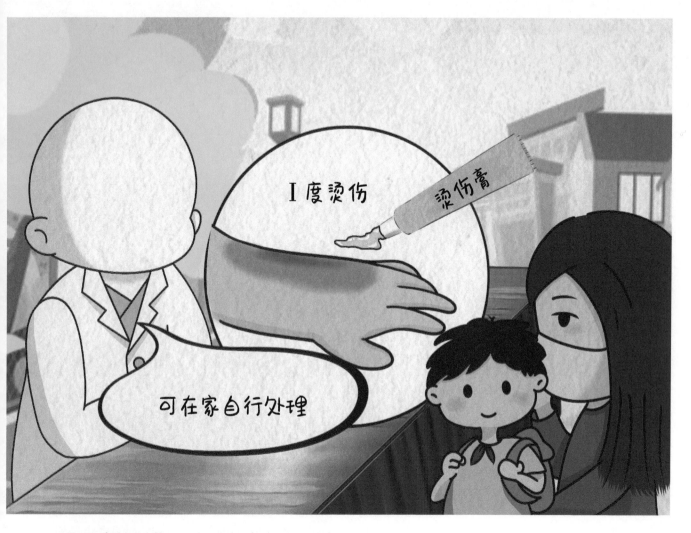

不同程度的烫伤，处理方法也不一样。

烫伤皮肤呈红色，轻压出现明显和广泛的苍白，伴疼痛和触痛，一般不发生小囊和水疱，提示Ⅰ度烫伤。伤口处经"冷却治疗"后，将烫伤膏涂于烫伤部位，3~5天便可自愈。

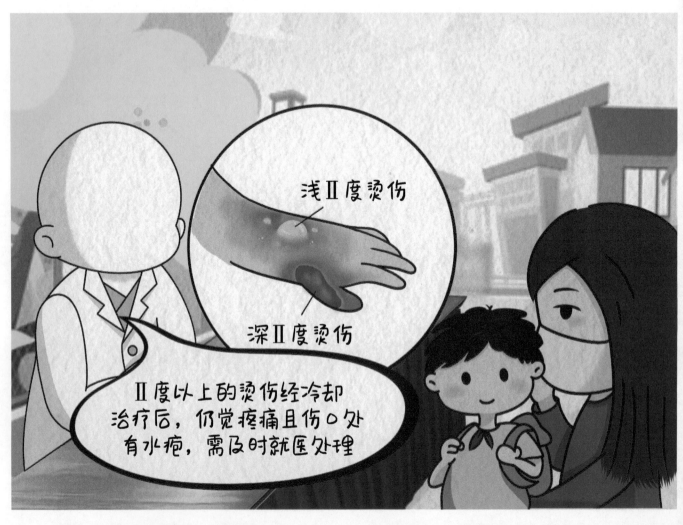

　　出现小囊或大疱时，提示Ⅱ度烫伤；干硬的焦痂，痛觉消失以及轻易可将毛发从毛囊中拔出，提示Ⅲ度烫伤。

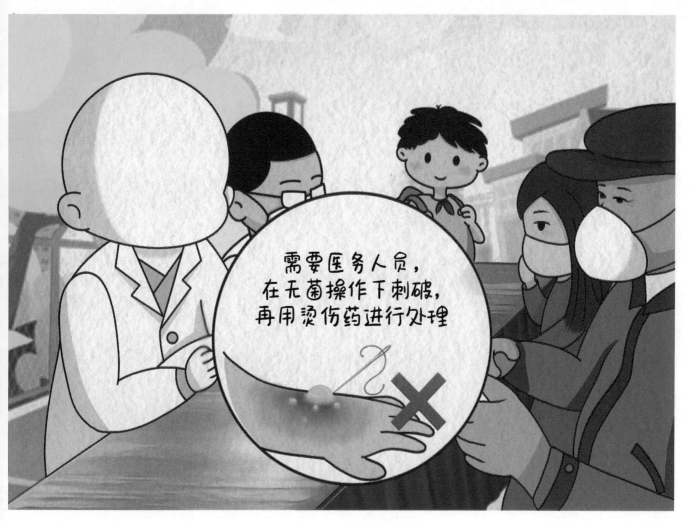

需要医务人员，
在无菌操作下刺破，
再用烫伤药进行处理

烫伤后皮肤组织局部坏死，坏死组织分解会产生大量的毒性代谢产物，此种毒性物质被称为创面毒素。大量创面毒素会随血浆渗出，积聚于水疱中。小水疱勿损破，大水疱可用无菌注射器抽出水疱液，或在低位（疱的边缘侧下方）用无菌器械剪破疱皮，放出水疱液，保持创面清洁，定期换药，直至愈合。

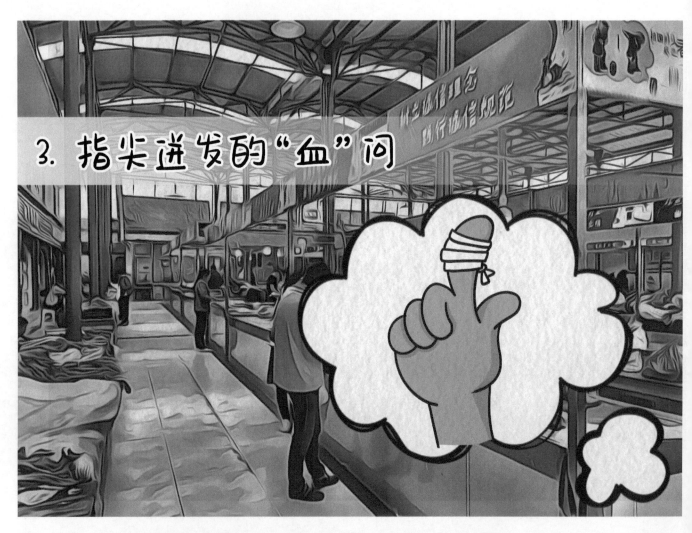

3. 指尖迸发的"血"问

　　软组织损伤是指各种急性外伤造成人体组织的病理损害，包括刀枪伤、摔伤、殴打伤、挫伤、穿刺伤、擦伤、运动损伤等，伤处多有疼痛、肿胀、出血或骨折、脱臼等，广义上也包括一些内脏损伤。

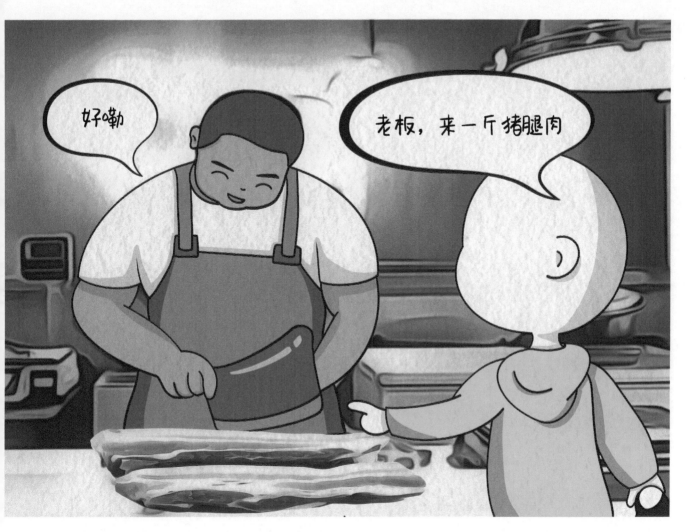

周末的菜市场里总是一派热闹的景象，鹿漫漫又去光顾李老板家的猪肉铺了。

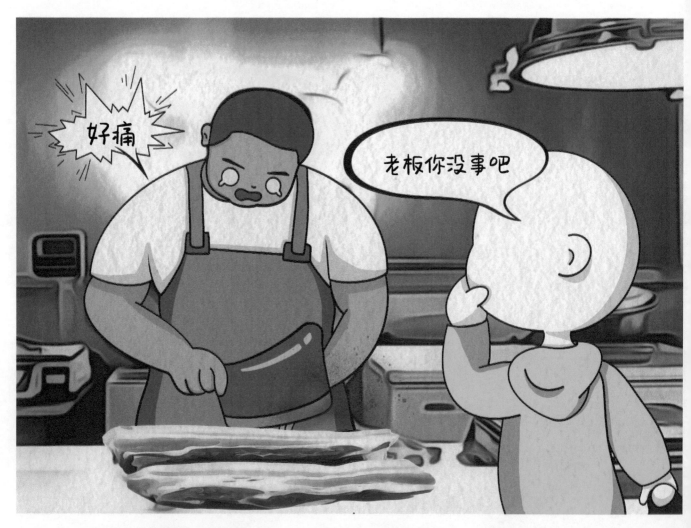

　　李老板爽快应声，手起刀落，"哎呀"一声痛呼之后，发现刀切在了手指上，真的是十指连心的痛啊！

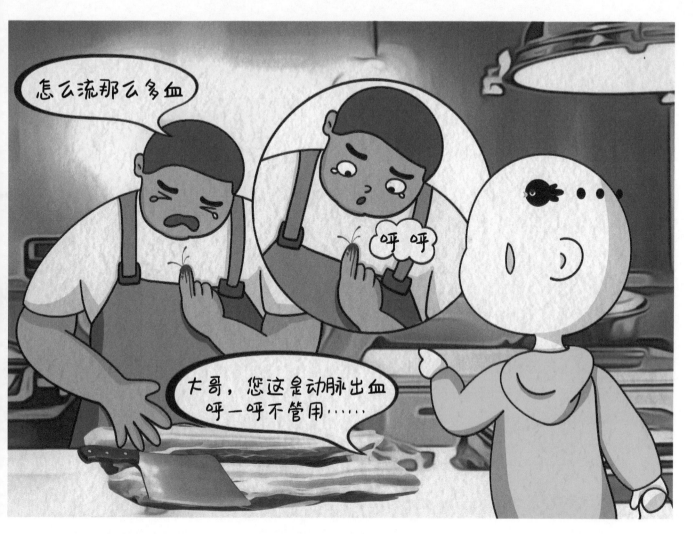

　　卖猪肉的老板手指被刀切可能是家常便饭，但今天手指头上的血冒个不停，李老板看着满手的血不知所措，鹿漫漫提醒他应该是切到小动脉了。

专业小知识

　　动脉出血的特点是颜色呈鲜红色，且出血速度快，出血量较大，血液呈搏动性喷出，通常无法自行停止，可用消毒纱布或者相对干净的毛巾按压出血点止血。

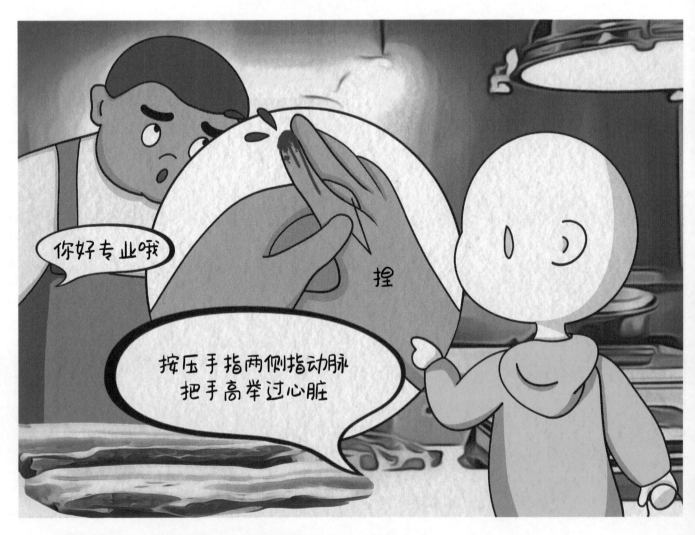

鹿漫漫马上告诉李老板可以用指压止血法来止血。

专业小知识

指压止血法是用手指压在出血近心端的动脉上，将动脉压向深部的骨头，从而阻断血运来源，以达到止血目的。同时抬高患肢，双手举过心脏水平可以让血液循环由远心端流向近心端，减少手指血液循环。

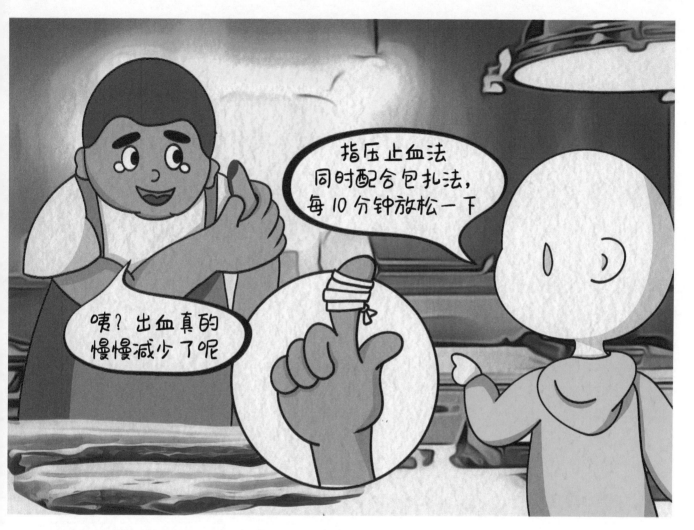

  李老板按照鹿漫漫的方法按压了 5 分钟，果然出血减少了，鹿漫漫告诉他有条件的话最好再包扎一下伤口，止血效果更好。

专业小知识

  指压止血时间过长会减少局部组织血液循环，组织缺血缺氧会使肢体麻木、青紫甚至局部组织坏死，因此，一般动脉出血按压止血 10 分钟后需要放松一次。

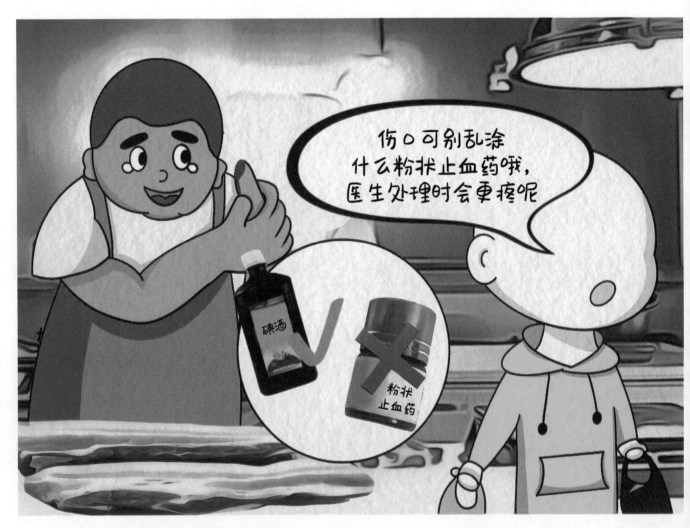

　　李老板嫌耽误做生意，打算自行弄点止血药，再行包扎。鹿漫漫告诉他最好去正规医院处理伤口，根据医生评估，必要时注射破伤风抗毒素。

🦌专业小知识

　　粉末状止血药覆盖在伤口上会随着血液一起结痂，掩盖伤口后不易观察伤口情况，增加清创难度，加重患者痛苦，且清创剥落血痂时有再次出血风险。

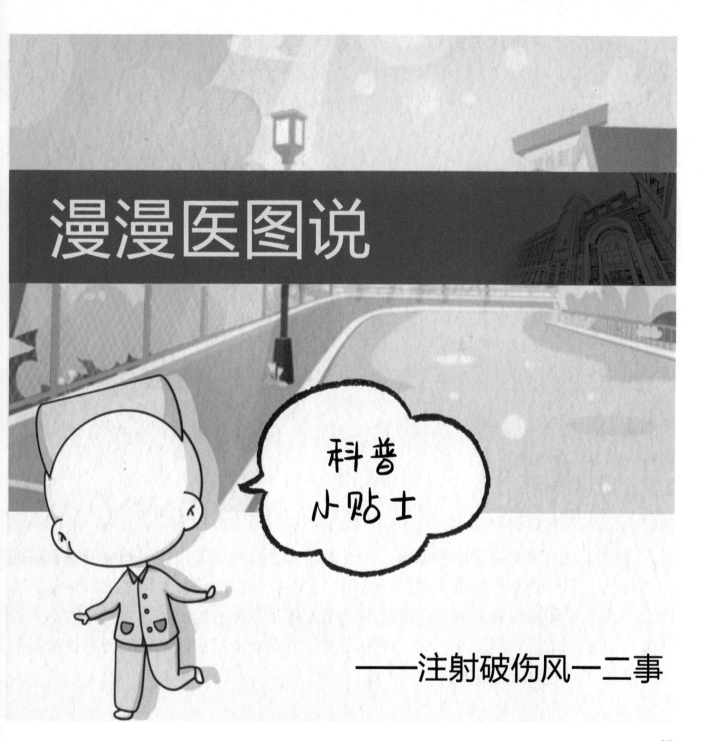

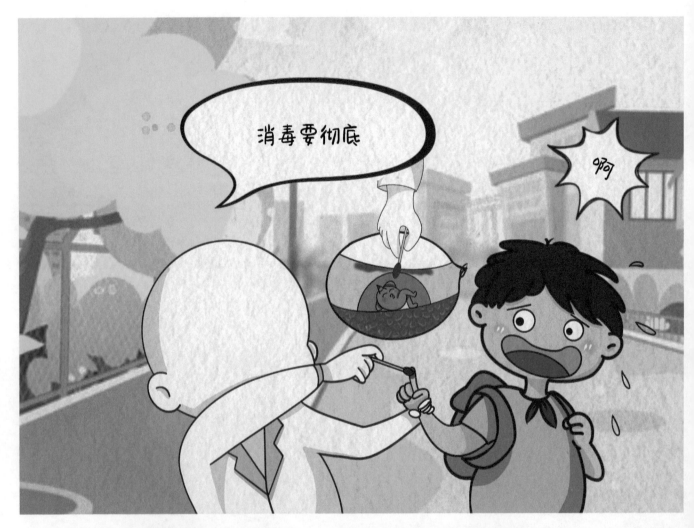

　　破伤风痉挛毒素属于神经毒素，该毒素对脊髓前角细胞和脑干神经细胞有高度的亲和力，引起全身骨骼肌强直性收缩和阵发性痉挛，重症患者可发生喉痉挛、窒息、肺部感染和器官功能衰竭。重症患者在无医疗干预的情况下，尤其是老年人和婴幼儿，病死率几乎接近100%；外伤后进行伤口处置和合理使用破伤风免疫制剂对预防破伤风感染至关重要。

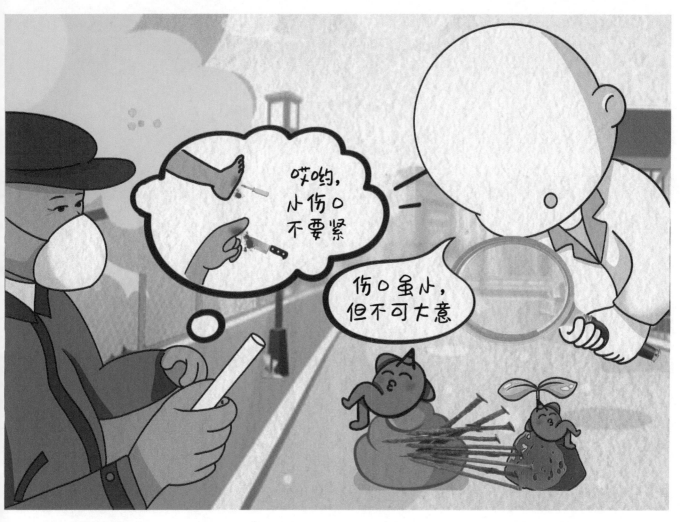

　　破伤风毒素感染的重要条件是伤口形成厌氧微环境：伤口窄而深（如刺伤），且伴有泥土或异物污染；大面积创伤、烧伤、坏死组织多，局部组织缺血同时伴有需氧菌或兼性厌氧菌混合感染。破伤风发病暴露因素以铁钉、铁丝扎伤或铁器刀具割伤为主，其次为草木、竹子、树枝、玻璃等割伤，以及跌倒、车祸、重物砸落引起的外伤。

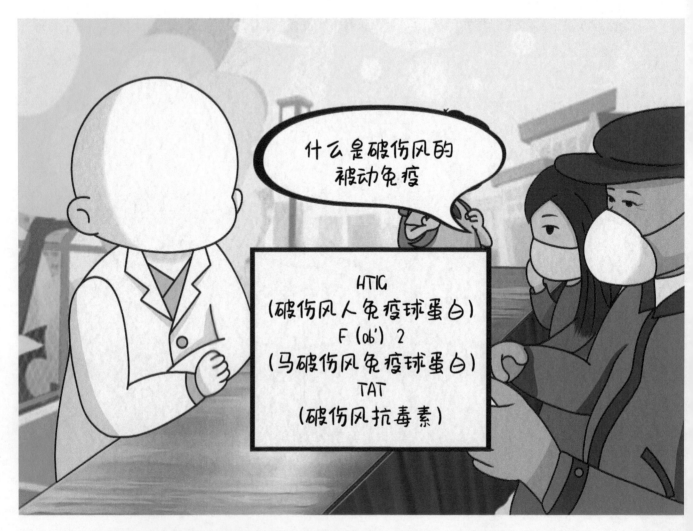

　　破伤风的被动免疫主要指将外源性抗体如 HTIG、F（ab'）2 或 TAT 注入体内，使机体立即获得免疫力，用于破伤风的短期应急预防。其特点是产生效应快，但有效保护时间较短：F（ab'）2、TAT 保护时间一般只有 10 天，HTIG 也只有 28 天。F（ab'）2 与 TAT 相比，发生过敏反应的概率低，安全性高。

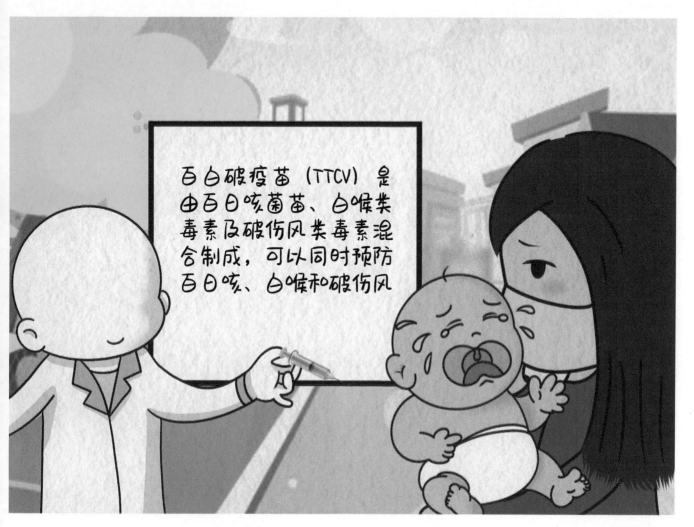

　　婴幼儿期接种百白破疫苗后，对破伤风毒素可维持免疫力 5~10 年。破伤风几乎都发生在未接种或未全程接种破伤风类毒素、接种史不详的人群中。外伤后破伤风疫苗和被动免疫制剂的使用，应结合伤口性质与既往免疫史综合判断。

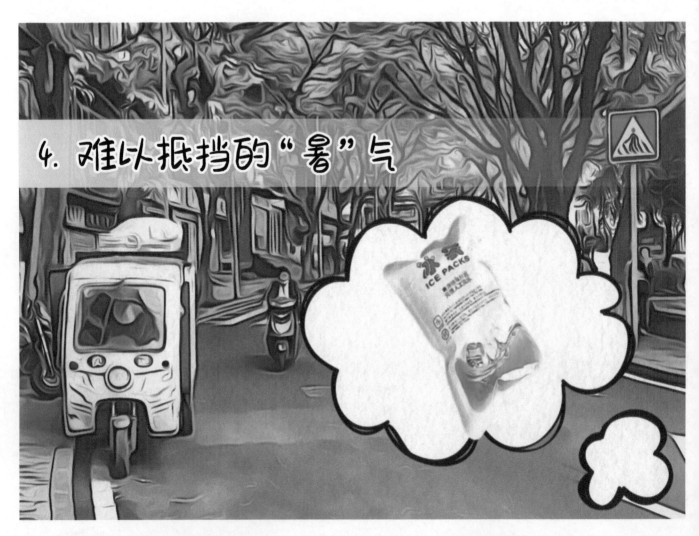

4. 难以抵挡的"暑"气

中暑是指在温度或湿度较高、不透风的环境下，因体温调节中枢功能障碍或汗腺功能衰竭，以及水电解质丢失过多，从而发生的以中枢神经和（或）心血管功能障碍为主要表现的急性疾病。

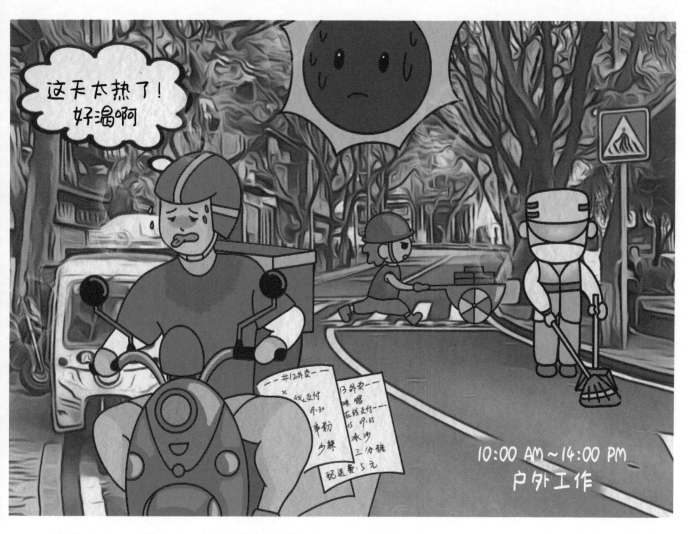

　　烈日炎炎，外卖小哥无暇享受空调房的凉爽，骑车飞奔在阳光下，洒下一路汗水。体温也随着室外的温度同步上升。

专业小知识

　　中暑可发生于年轻、健康的运动员、士兵、外卖员，穿着厚重防护衣的消防员和铸造工人，也可发生于在高温环境里数天不通风、不开空调的虚弱的老年人，被粗心家长遗忘在闷热汽车中的儿童等。

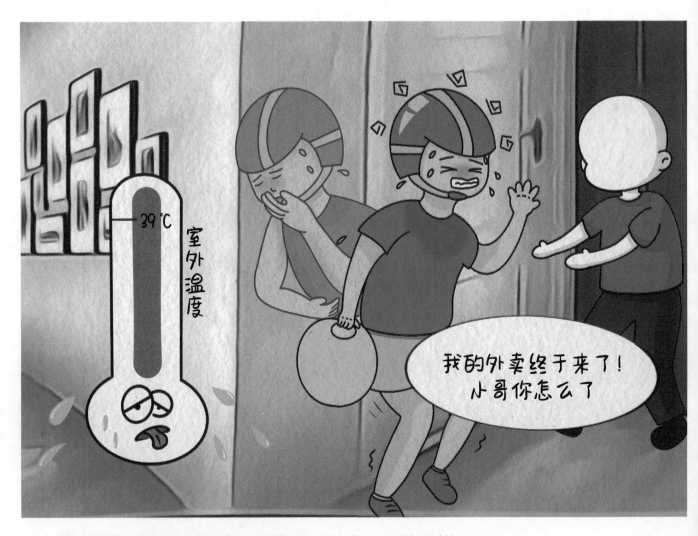

鹿漫漫刚准备接过外卖，却发现了外卖小哥的异样。

专业小知识

先兆中暑：大汗、口渴、头晕、四肢无力。

轻度中暑：先兆中暑症状继续加重，体温上升至38℃以上，出现恶心、头痛、大汗淋漓、面色苍白等症状。

重度中暑：除了具备上述所有症状外，体温>40℃，还可出现昏迷及抽搐等。

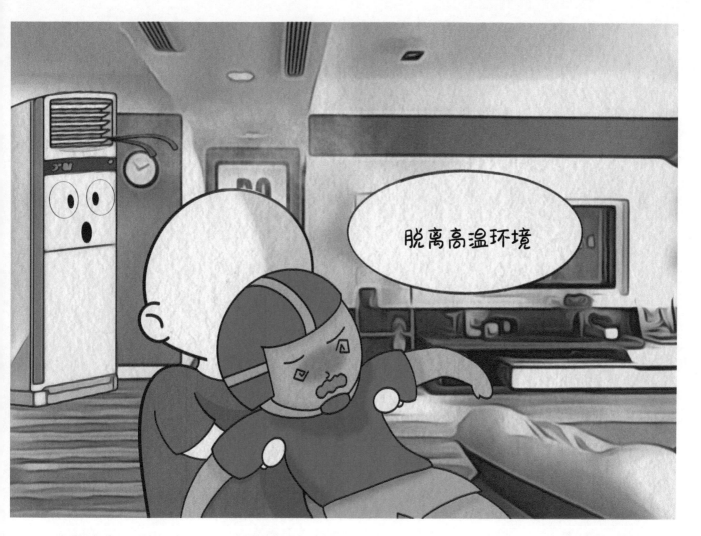

眼看外卖小哥要倒下，鹿漫漫看他虚弱的样子，先将他扶进了凉快的空调间。

专业小知识

　　迅速脱离现场高温环境、高湿环境，转移至通风阴凉处，将患者平卧并去除局部衣物。先兆中暑和轻度中暑患者一般经现场救护可以恢复正常。重度中暑建议及时送医院救治。

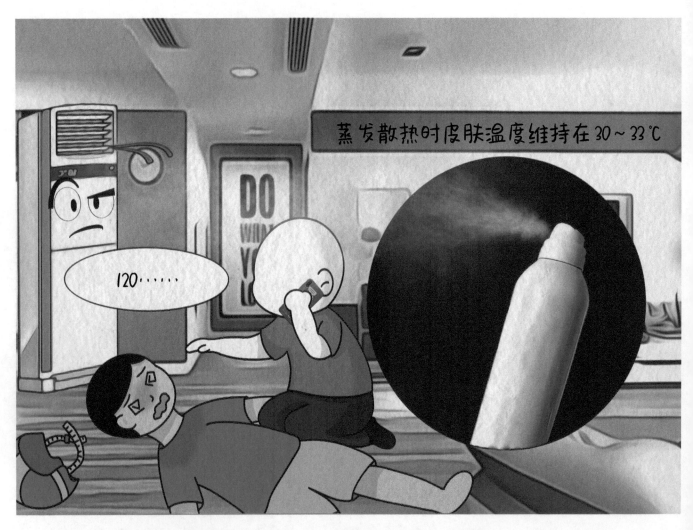

鹿漫漫调低了空调温度，找了清凉喷雾喷在外卖小哥身上，帮助他降温。

![专业小知识图标] **专业小知识**

    利用饮用水或喷雾直接喷洒全身，配合扇风，加速蒸发对流，该方法简便易行有效。蒸发散热时，维持皮肤温度在 30~33℃以防止血管收缩，从而达到最大降温效果。

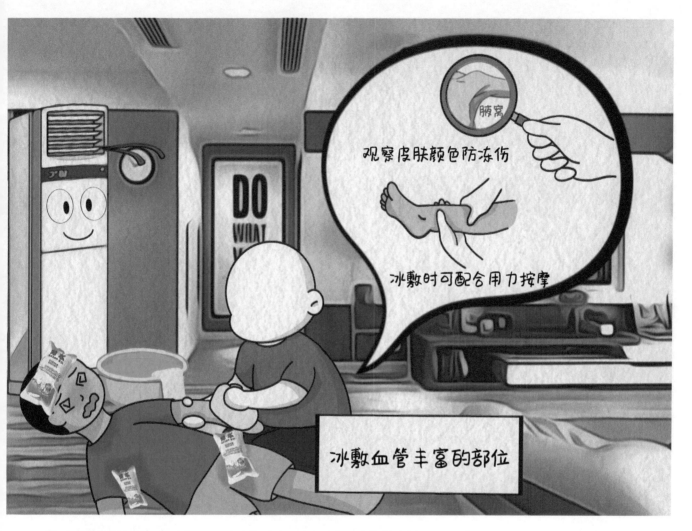

为了更好的物理降温，鹿漫漫把家里的冰袋都给小哥敷上了。

专业小知识

　　降温方法的选择应因地制宜，根据现场条件灵活选择，亦可多种降温方法联用。要注意的是，冰袋不可冷敷枕部（后脑勺），会引起脑血管收缩，使大脑缺血缺氧，也不可冰敷胸口和脚掌心，冰冷刺激会造成心跳骤停。

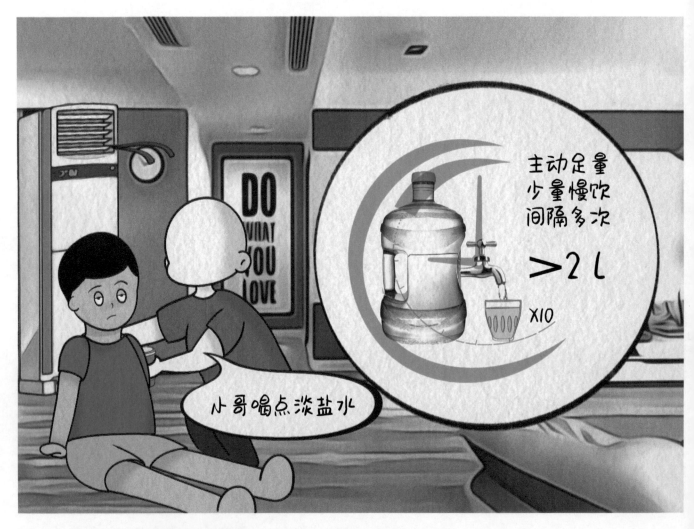

在采取一系列降温措施后，外卖小哥终于缓过来了。

专业小知识

中暑人员在有意识，方便行动的情况下，可适当补充淡盐水，用以补充体内的电解质，补水时应少量、多次饮用，每次以不超过 300 毫升为宜，切忌狂饮不止，大量饮水不但会冲淡胃液，进而影响消化功能，引起反射排汗亢进，造成体内的水分和盐分大量流失，严重者可以促使热痉挛的发生。

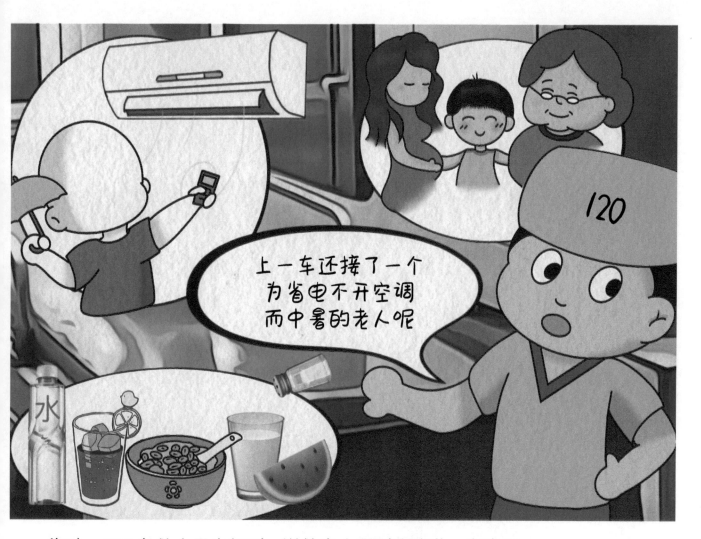

此时，120 急救人员也赶到，送外卖小哥到医院进一步诊疗。

专业小知识

　　高温天气下，孕妇、儿童和老年人都是中暑的高危人群，最有效的预防措施是避免高温（高湿）及不通风的环境、减少和避免中暑发生的危险因素、保证充分的休息时间、避免脱水的发生，从而降低中暑的风险。

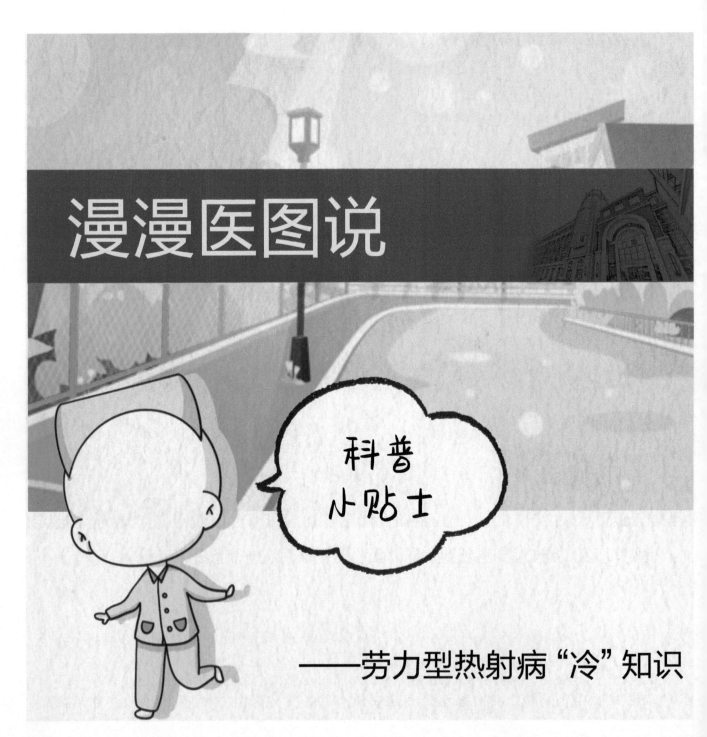

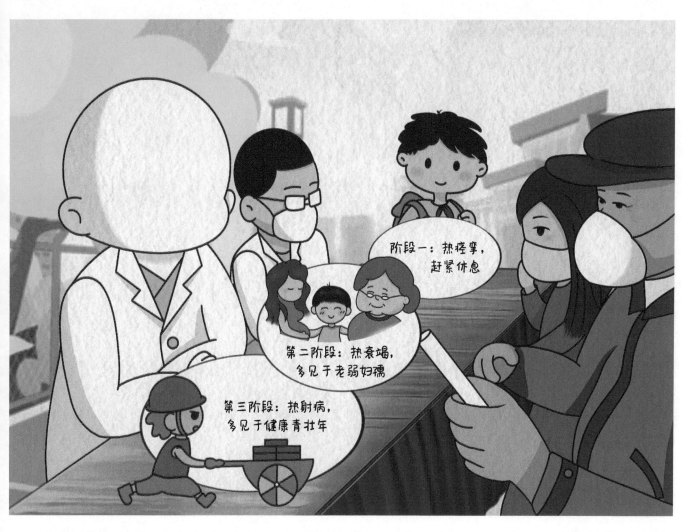

　　根据《我国职业性中暑诊断和处理原则》，重症中暑分为三种，即热痉挛、热衰竭和热射病。

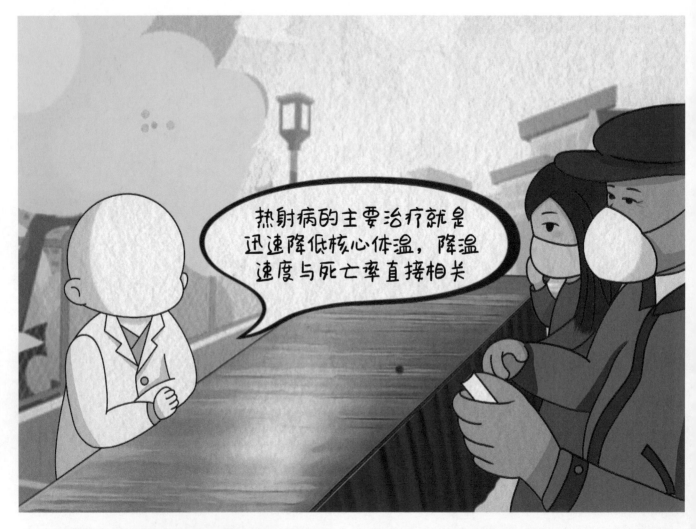

　　热射病是重症中暑中最严重的情况，分为非劳力型热射病（CHS）和劳力型热射病（EHS）。EHS多发生在青壮年人群，剧烈运动或从事体力劳动后数小时发病，表现为高热（人体核心体温＞40℃）伴神志改变。

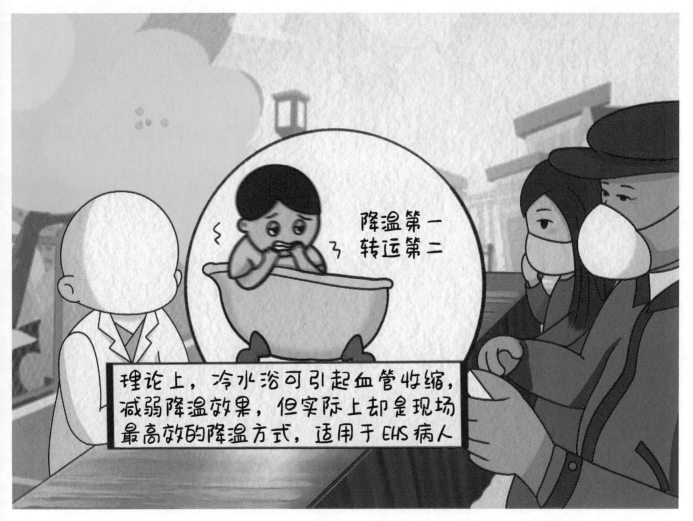

冷水浴水温控制在 4～20℃，无条件也可用 26℃的常温水浸浴代替，头部以下全部浸入冷水中，方能迅速降温，保护机体功能。冷水浴时要随时监测体温，当肛温降至 38.5℃时，应停止冷水浴，如在冷水浴过程中出现寒战、躁动时，应立即停止，以防出现体温过低及其他机体功能损害。特别应注意确保患者头部不要浸入水下，需保护呼吸道，防止误吸和溺水的风险。

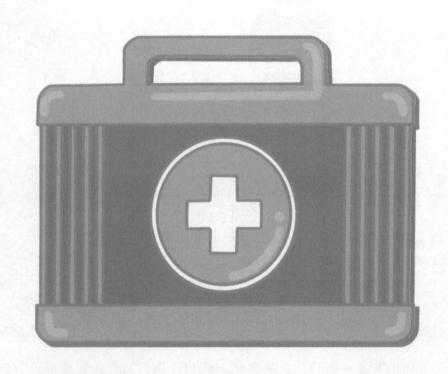

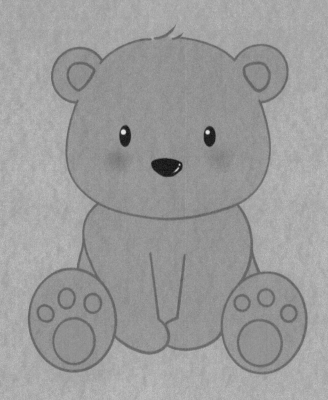

三、"童"心疾首

孩子在成长过程中难免遇到猝不及防的一些突发事件，若能及早掌握应对措施，或许可以避免许多不可挽回的后果。

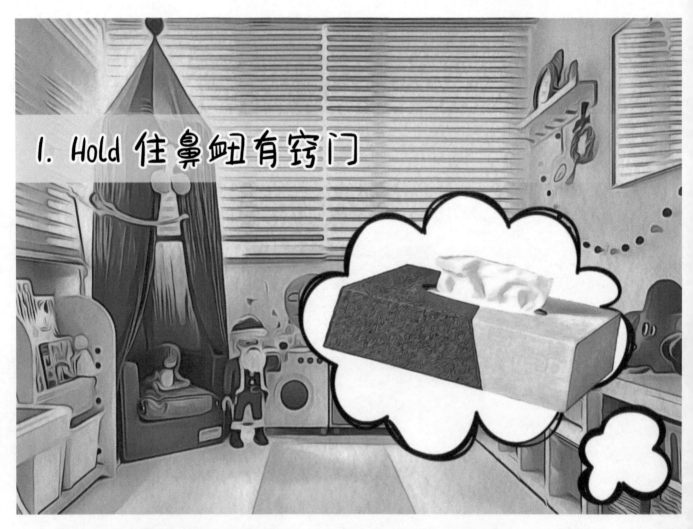

1. Hold 住鼻衄有窍门

　　鼻出血（鼻衄）是由生理因素、外伤和疾病引起的鼻腔毛细血管破裂，从而导致的出血症状。

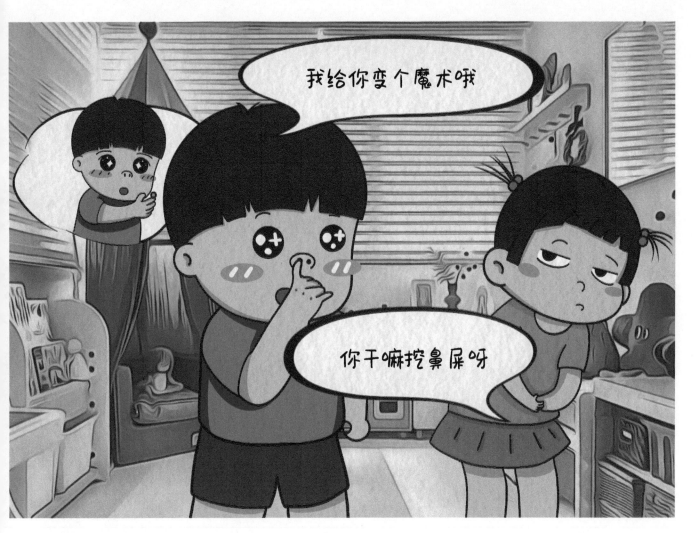

周末，皮皮和豆豆在家里玩游戏，皮皮不停地挖自己的鼻子。

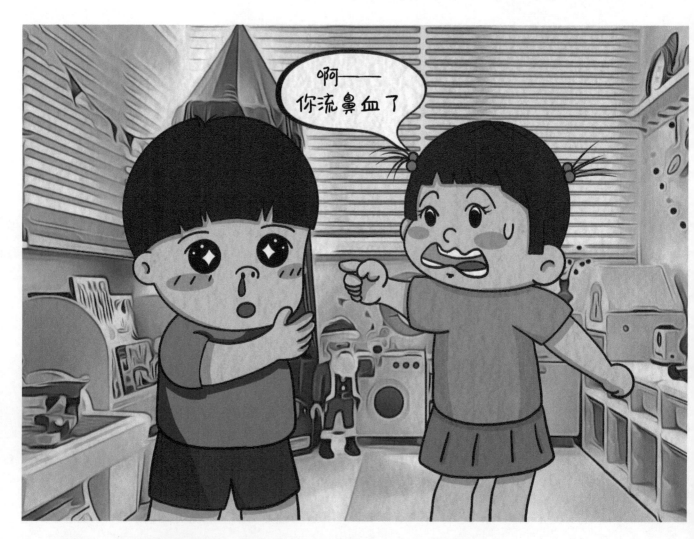

突然，皮皮流鼻血了，鲜红的血吓得两个人不知所措。

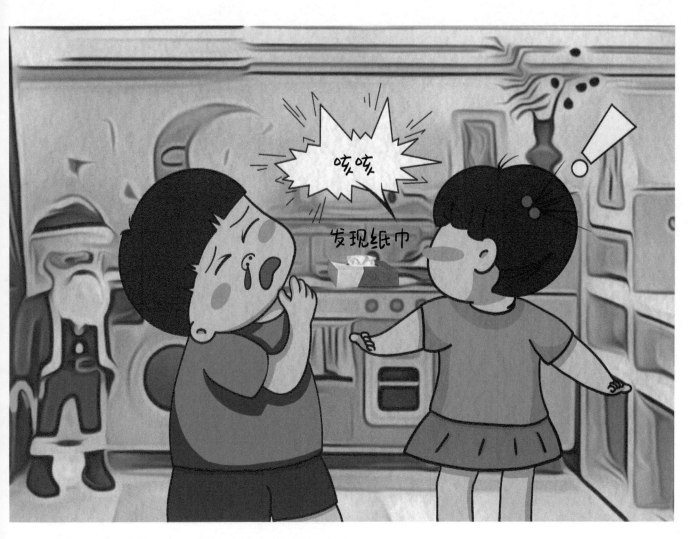

皮皮想把头抬高，但被鼻血呛得连声咳嗽。

专业小知识

　　鼻出血时头部应保持直立前倾位，不要仰头，否则鼻血容易流入气道引起呛咳，鼻血量大且浓稠时，容易导致窒息。

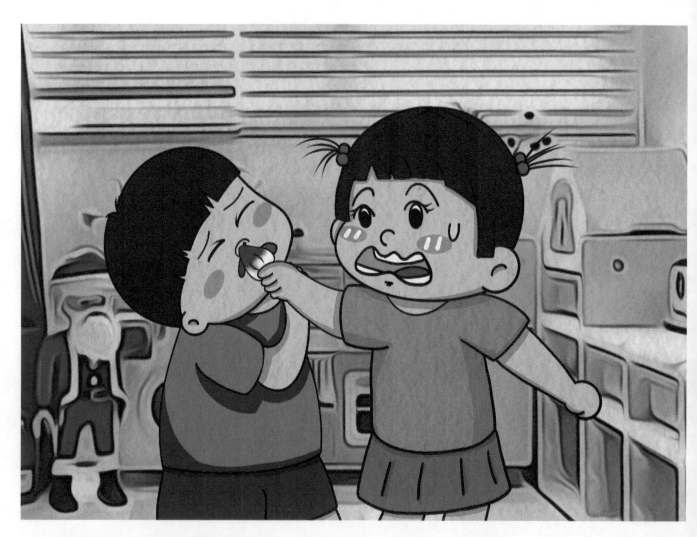

　　豆豆把纸巾塞到皮皮鼻孔想止血，然而，皮皮出血太多了，纸巾都染红了还止不住血。

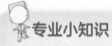专业小知识

　　盲目用纸巾塞住鼻孔无法正确压迫出血点，且容易造成感染。

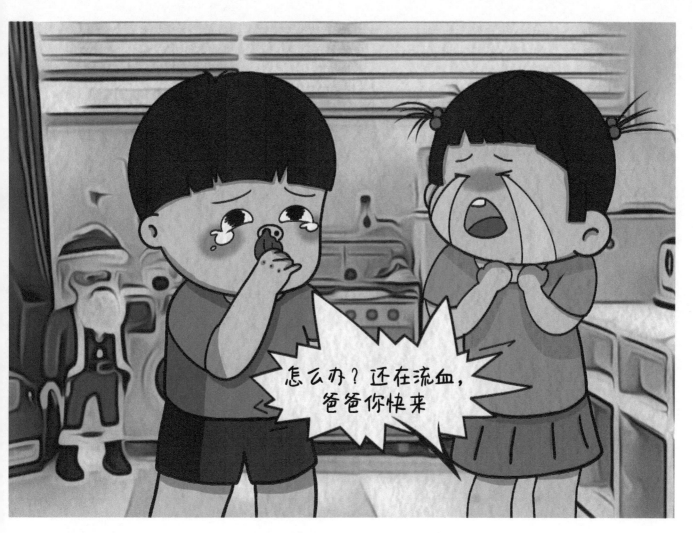

吓得豆豆连忙呼叫爸爸："爸爸快过来，皮皮流了好多血！"

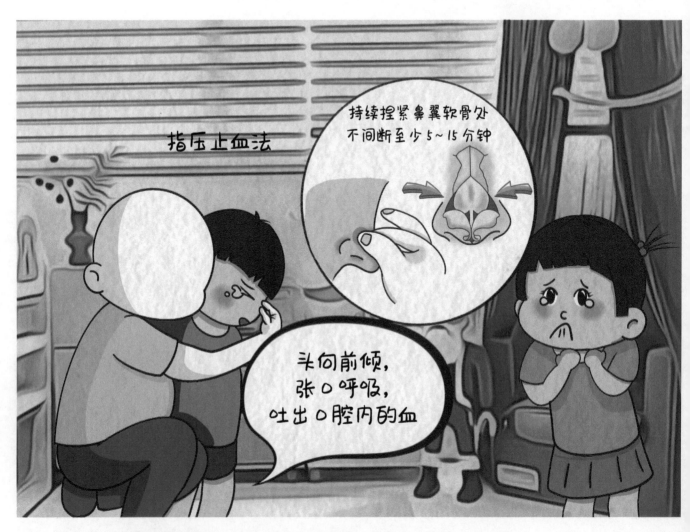

爸爸鹿漫漫闻声赶来，立刻捏住皮皮鼻子为其止血。

🧑 **专业小知识**

　　鼻翼软骨处即鼻中隔前下端区域，属于血管汇集地，同时鼻腔黏膜较薄，易导致出血，按压有助于压迫止血。

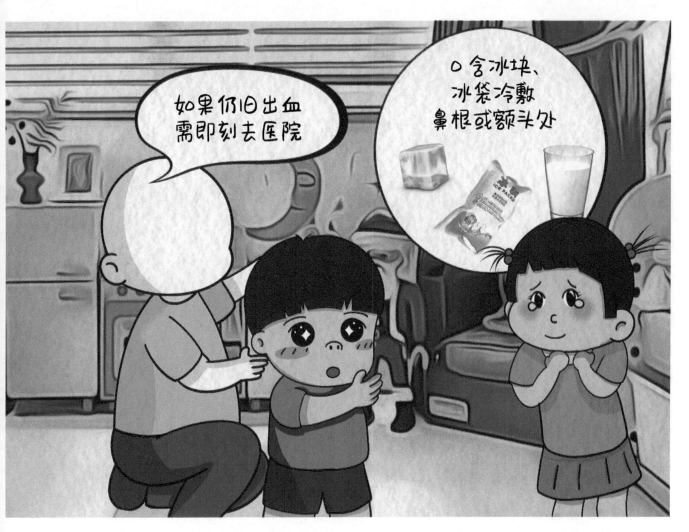

过了一会儿，皮皮惊奇地发现鼻子不流血了！豆豆觉得爸爸的方法真好用。

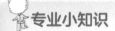 专业小知识

研究表明，口含冰块收缩血管的辅助止血方式，比冰敷鼻根、前额等方法见效更快。

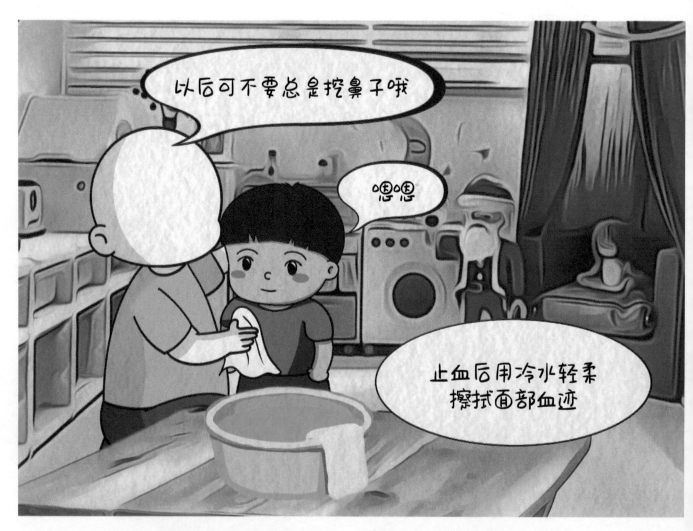

　　鼻血止住了，皮皮脸上终于露出笑容。爸爸边用冷水轻轻擦拭边叮嘱：最近几天尽量不要用力擤鼻子。

専业小知识
　　经常挖鼻孔会损伤鼻毛，失去保护屏障，无法阻挡外界的有害物质，可能会引起出血，继发感染，造成鼻炎、鼻窦炎、鼻黏膜糜烂等疾病。

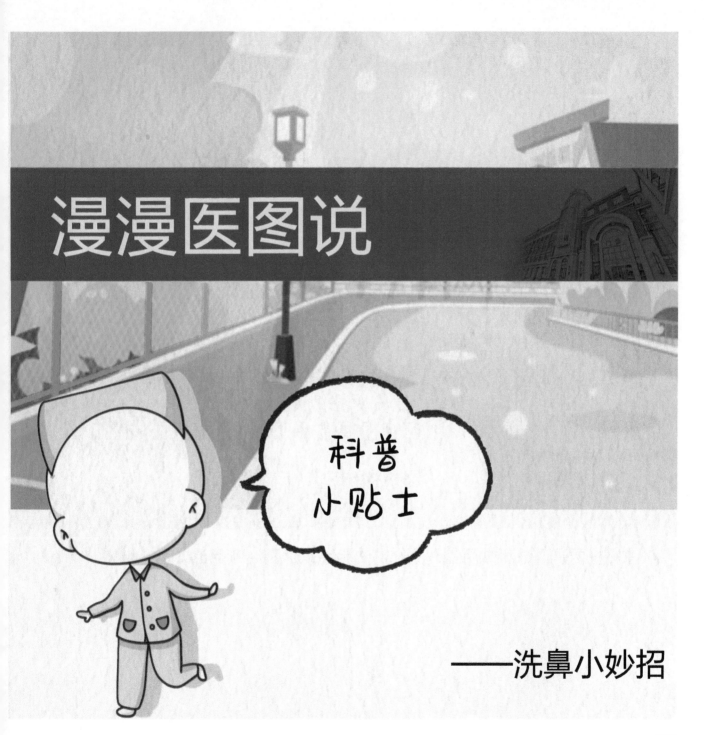

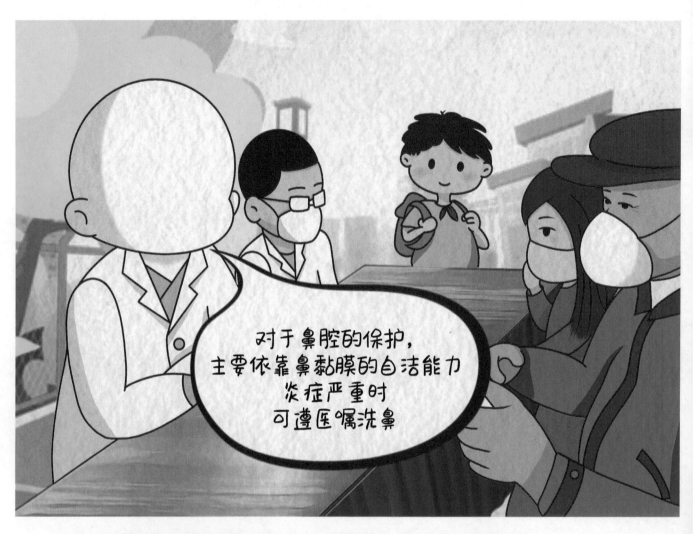

洗鼻主要是通过器械用生理盐水冲洗鼻腔以达到治疗目的。

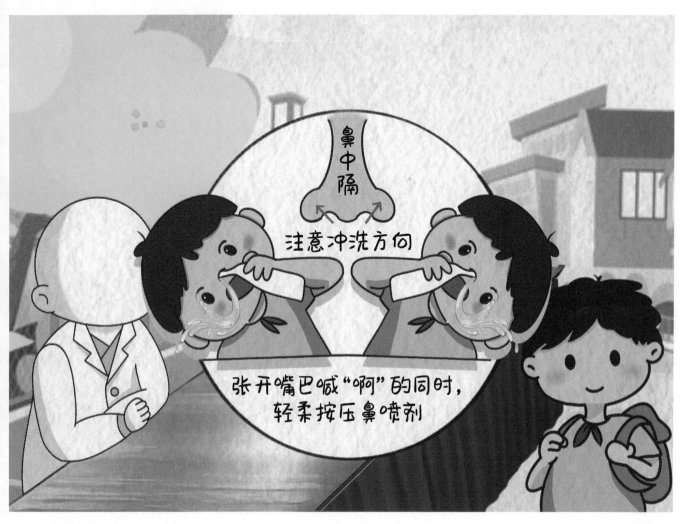

鼻中隔

注意冲洗方向

张开嘴巴喊"啊"的同时，
轻柔按压鼻喷剂

　　鼻腔冲洗时人前倾，头侧一边，先冲洗上方的鼻腔，同时张口呼吸，冲洗液就会从下侧鼻腔流出，一侧冲洗好后，头偏向另一侧，按同样的方法进行。中耳炎患者不适合冲洗鼻腔。

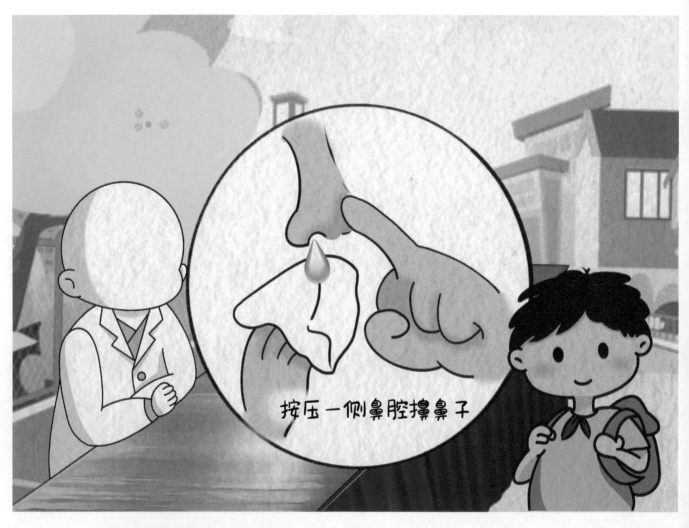

按压一侧鼻腔擤鼻子

　　冲洗结束需要擤鼻时，按压住一侧，用另一侧擤鼻，双侧鼻腔同时擤鼻会导致压力过大，容易造成中耳炎、鼓膜穿孔等。

2. 烫手的"小粽子"

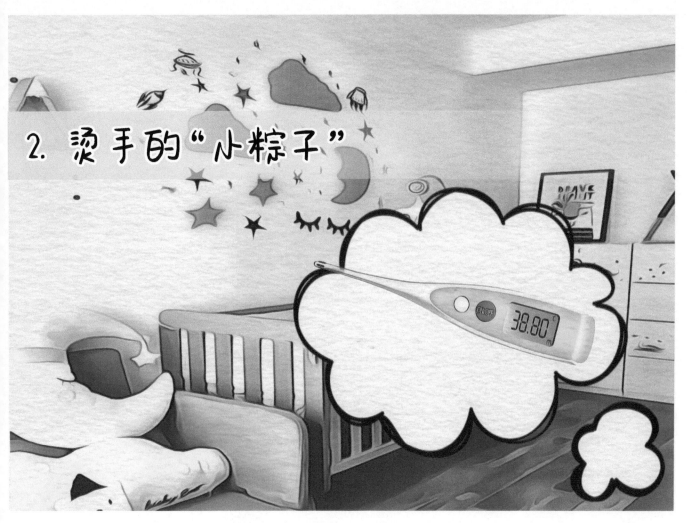

　　捂热综合征也称"婴儿蒙被缺氧综合征"，是由于过度保暖、捂热过久引起婴儿缺氧、高热、大汗、脱水、抽搐昏迷，甚至呼吸、循环衰竭的一种急症，常见于1岁以内婴儿。

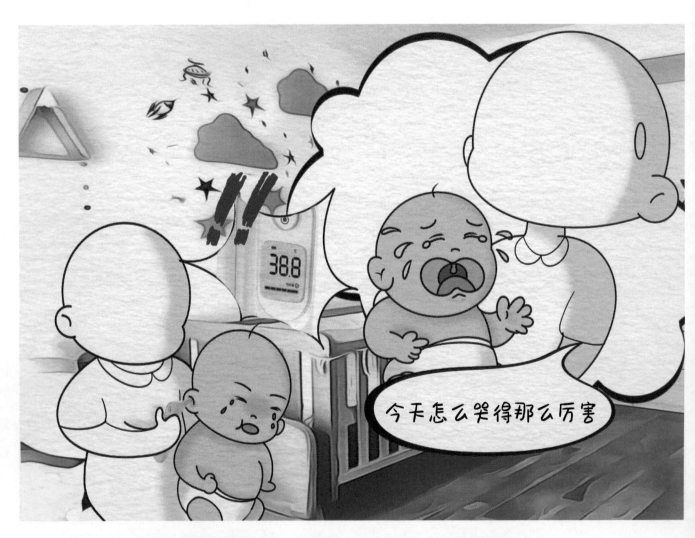

小宝哭闹不止，妈妈鹿漫漫一测体温：38.8℃，原来发热了。

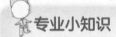 专业小知识

　　一旦宝宝发热，要注意观察宝宝精神有无萎靡不振、烦躁等。

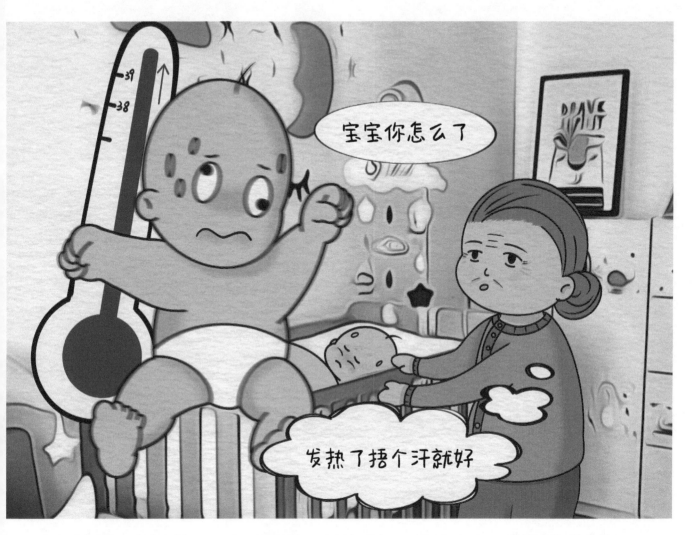

奶奶听闻小宝发热了，赶忙跑来，看着涨红了脸的小宝，想着给小宝盖上厚厚的被子能退热。

"捂热"以利用大量出汗的方法带走体表热量，从而降低体温，但是大量出汗容易引起小儿脱水等一系列代谢紊乱和功能衰竭。

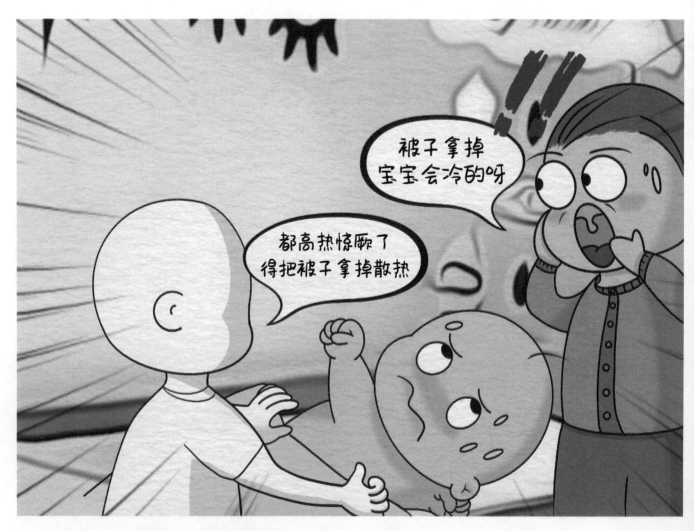

　　妈妈鹿漫漫看到小宝被捂得严严实实，两眼上翻、牙关紧闭，出现了抽搐，迅速跑过去拿掉被子让小宝散热。

专业小知识

　　幼儿的体温调节机制未发育完善，"捂热"会造成体温上升过快，导致热性惊厥、抽搐，甚至休克等。因此，小儿高热时不建议捂热发汗。

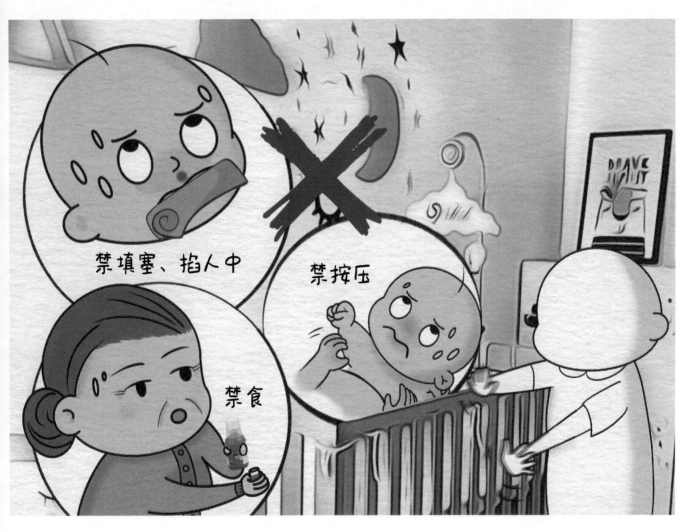

禁填塞、掐人中

禁按压

禁食

奶奶看到小宝还在抽搐，想要喂点退烧药让小宝好受点，鹿漫漫见状连忙制止。

专业小知识

　　小儿热性惊厥时，强行按压控制小儿四肢、喂食，会造成二次伤害：如骨折、窒息等。如有呕吐现象，让患儿侧卧，及时清除口鼻腔分泌物，保持呼吸道通畅。

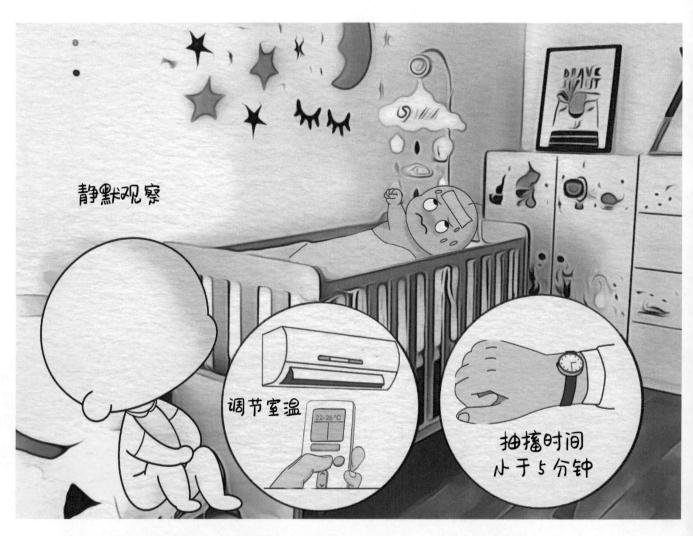

鹿漫漫密切观察着小宝的情况，保持温度适宜，安静的环境。

专业小知识

　　小儿热性惊厥在临床上好发于婴幼儿，6 个月至 5 岁较为常见，一般不超过 5 分钟，大部分热性惊厥预后良好，家长不必恐慌，惊厥发作时，做好陪护安全，如果持续 15 分钟以上没有缓解，立刻送医院治疗。

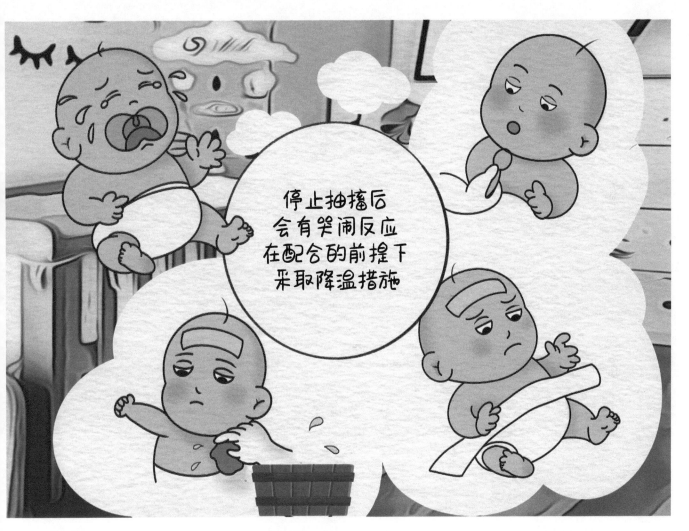

停止抽搐后
会有哭闹反应
在配合的前提下
采取降温措施

　　小宝停止抽搐逐渐平静后，鹿漫漫复测了体温，给小宝喂了点退热药，又用温水给他擦浴降温。

专业小知识

　　温水擦浴是常用的物理降温方式，宜用 38～40℃温水，擦拭腋窝、颈部等血管丰富的部位，同时做好腹部保暖，体温持续高于 38.5℃时需遵医嘱服用退热药。

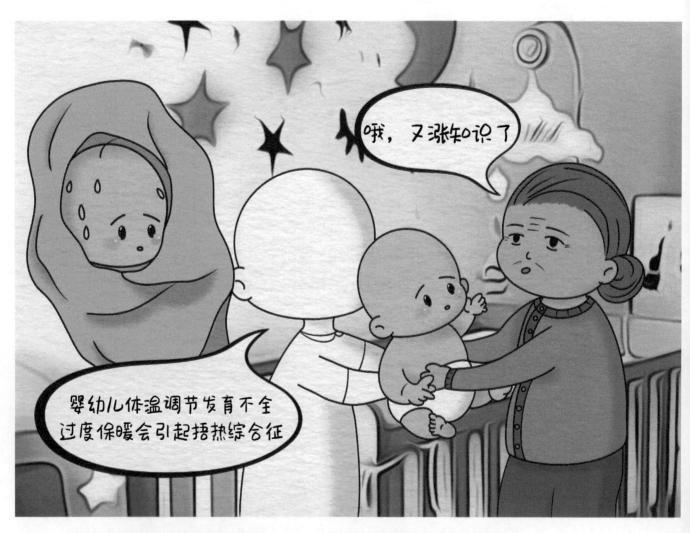

小宝体温逐渐下降并且不再抽搐，奶奶终于放心了。

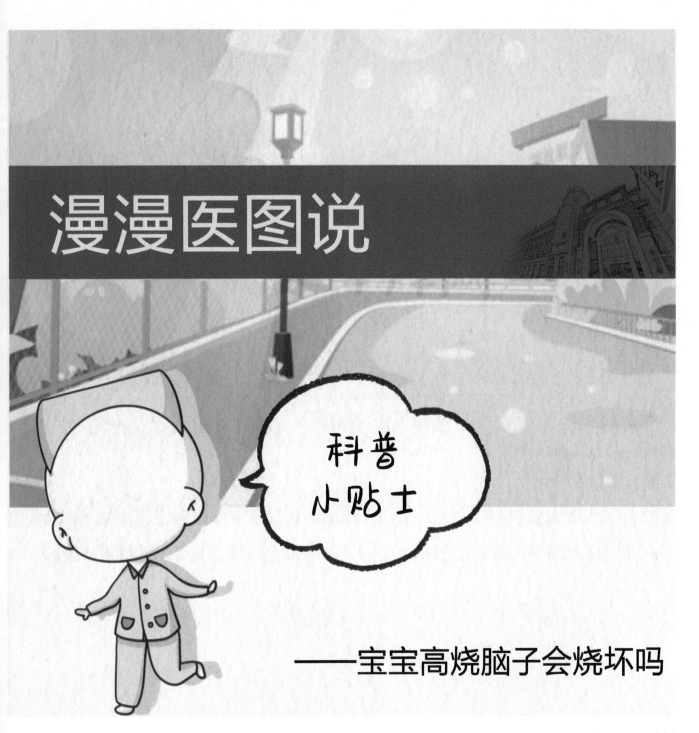

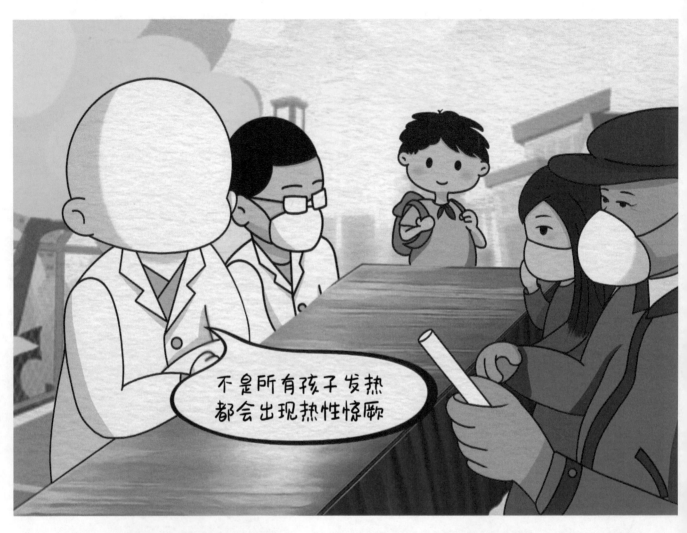

热性惊厥是小儿最常见的惊厥之一，5 岁后由于大脑发育完善后惊厥会缓解。

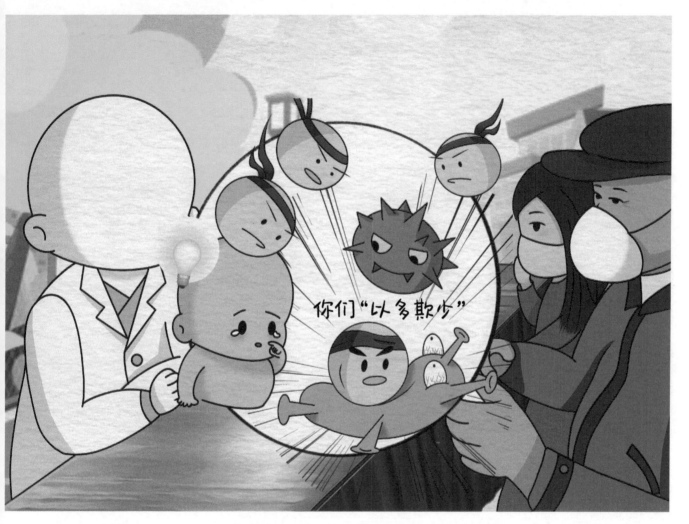

　　婴幼儿体温调节中枢及免疫系统尚未发育完善，面对感染，稍有"风吹草动"，都会"反应过度"。有细菌或病毒侵袭，免疫系统立刻开启防御机制，无论病毒多少，都会激活大量免疫细胞，随之产生的"内生致热源"会刺激小儿大脑的体温调节中枢，引起高热。这些免疫细胞同时也是消灭病原体的好帮手。

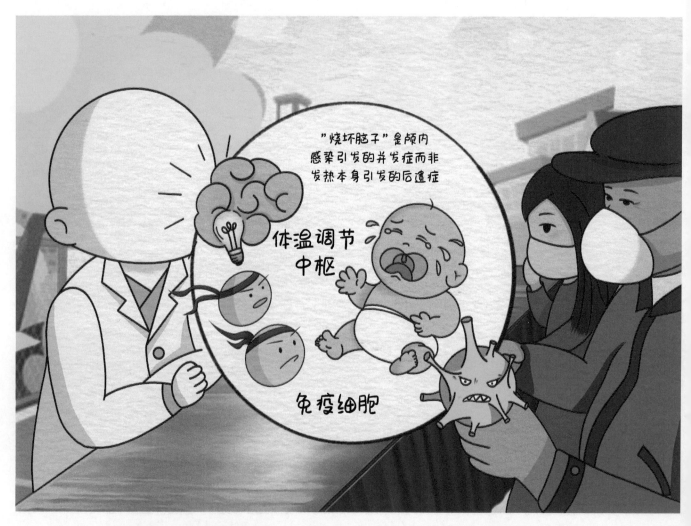

发热不是疾病，是一种症状，也是机体的保护性反应，不会单纯因为发热而"烧坏脑子"。但如细菌、病毒引起中枢神经系统感染，如患病毒性脑炎、化脓性脑膜炎等疾病时，疾病本身会对脑部产生实质的伤害，而发热只是疾病临床表现之一。

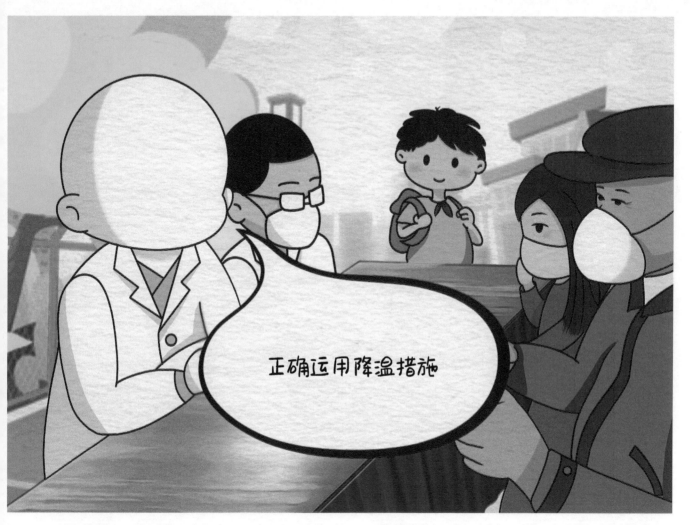

　　宝宝体温一般超过 38.5℃要吃退热药，具体的用药量要咨询专业的儿科医生，退热药可以减少宝宝因发热引起的不适。宝宝体温没有达到 38.5℃，可以通过物理降温的方法治疗，使用湿毛巾擦拭患儿的手心、脚心、腋窝以及腹股沟部位。水分蒸发可以带走体表多余的热量，也能起到辅助降温的作用。

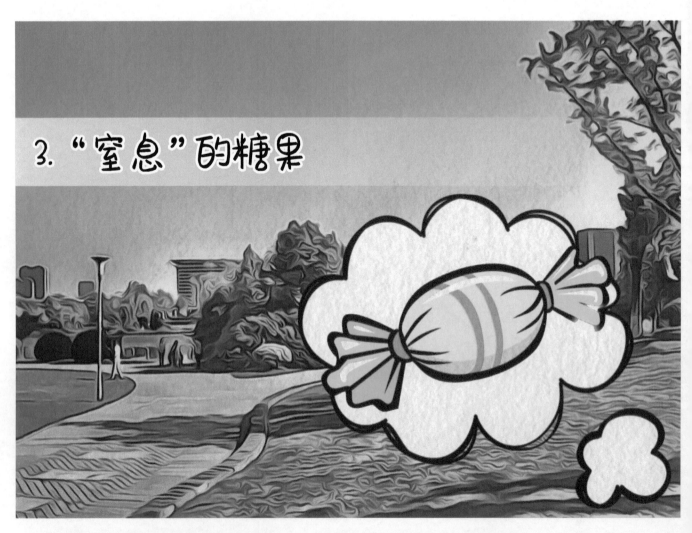

3. "窒息"的糖果

　　海姆立克急救法是针对异物吸入所导致的气道阻塞的抢救方法，是家庭急救过程当中比较常用的一种抢救措施。该法的第一次运用在 1974 年，海姆立克医生运用该法成功抢救了一名因食物堵塞了呼吸道而发生窒息的患者，从此该法在全世界被广泛应用，被人们称为"生命的拥抱"。

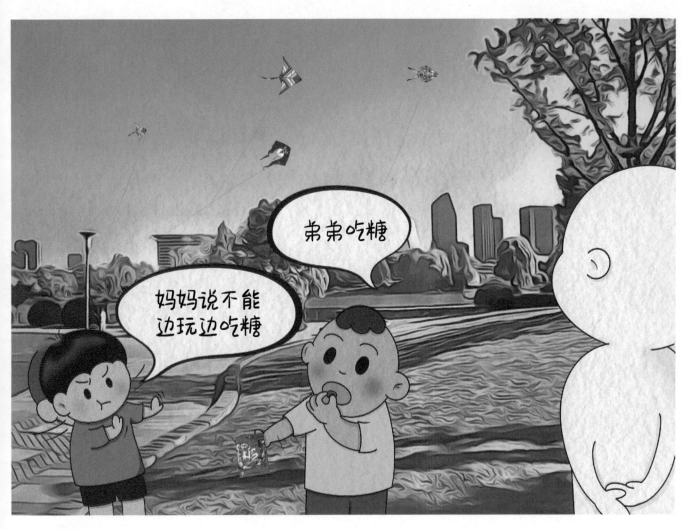

公园里，小朋友们正在追逐打闹，小海边吃糖边嚷着要和小朋友们一起玩。鹿漫漫见状，提醒小海注意，吃东西的时候大笑、行走、讲话、跑步，容易导致异物卡喉引发窒息。

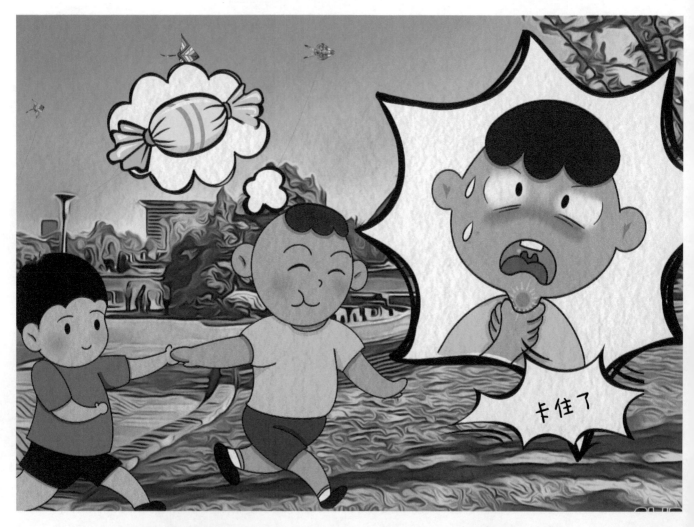

　　小海并没有把鹿漫漫的告诫放在心上，转头又塞了一颗糖到嘴里，就拉着弟弟的手跑去玩了。在追逐打闹中，小海突然不能呼吸，不能说话，不能咳嗽，双手抓着自己的喉部，痛苦不已。

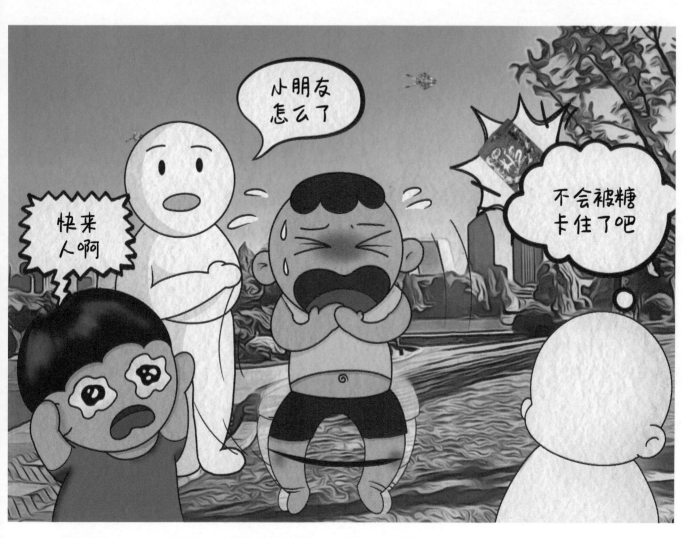

鹿漫漫闻声赶来发现小海呼吸困难，颜面逐渐青紫。

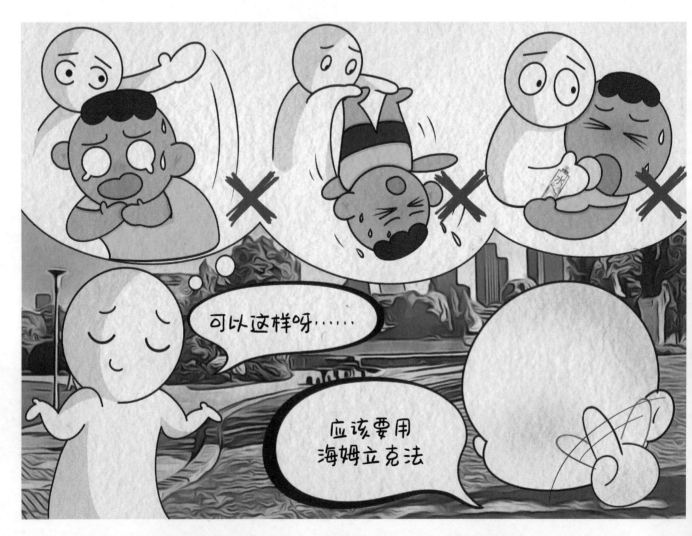

　　旁边的一个家长提议用力拍背、倒拎孩子、吞水咽米饭等方法缓解窒息，鹿漫漫赶忙提醒，海姆立克急救法才是正确的急救方法。

专业小知识

发生气道异物梗阻时，错误的急救法不仅无效反而会使异物更加深入呼吸道。

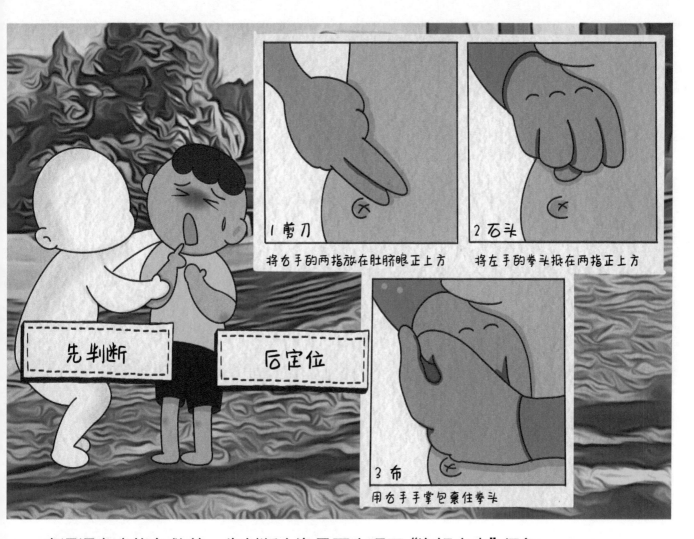

鹿漫漫在实施急救前，先判断小海是否出现了"海姆立克"征象。

专业小知识

　　儿童或成年人发生气道异物阻塞，表现为不能说话、不能呼吸以及不能咳嗽。此时患者可能会用一只手或双手抓住自己的喉咙，称为"海姆立克"征象。

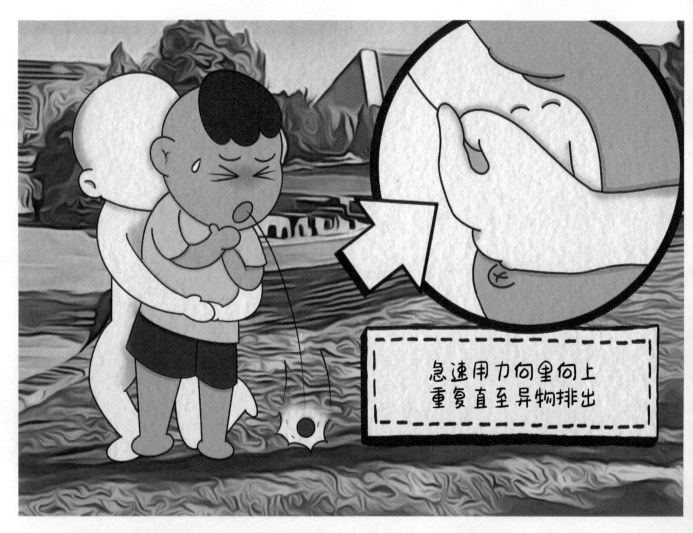

急速用力向里向上
重复直至异物排出

　　经过鹿漫漫的急救处理后，小海终于吐出异物，转危为安，大家悬着的心也放了下来。

专业小知识

　　海姆立克急救法的原理：急救者环抱患者，突然向其上腹部施压，迫使其上腹部下陷，造成膈肌突然上升，增加胸腔压力，胸腔内的气体在压力的作用下自然涌向气管，冲击产生的气体会将异物排出，恢复气道的通畅。

　　当气道内异物被清除后，即使看起来状态良好的患者，也应该尽快去医院进行检查，以确保没有损伤气道或其他内脏器官。

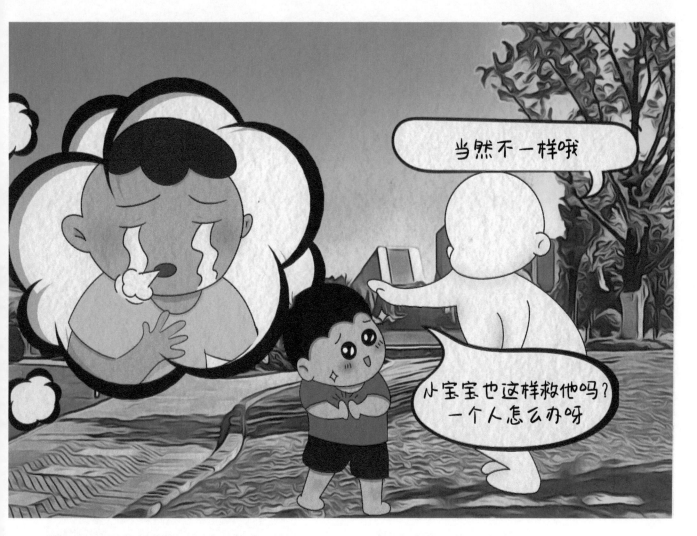

弟弟目睹了鹿漫漫急救的全过程，好奇且崇拜得提出新的疑问。

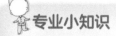 **专业小知识**

海姆立克急救法救助窒息患者的方式根据患者的年龄、体形和配合程度的不同而有所差别。

拍背压胸法

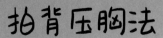

一手支撑头部和脖子，另一手
掌根拍击，掌根定位在背部
两肩胛下角连接中点处

两手中指或食指，冲击
压迫胸部，两指定位在
两乳头连线中点处

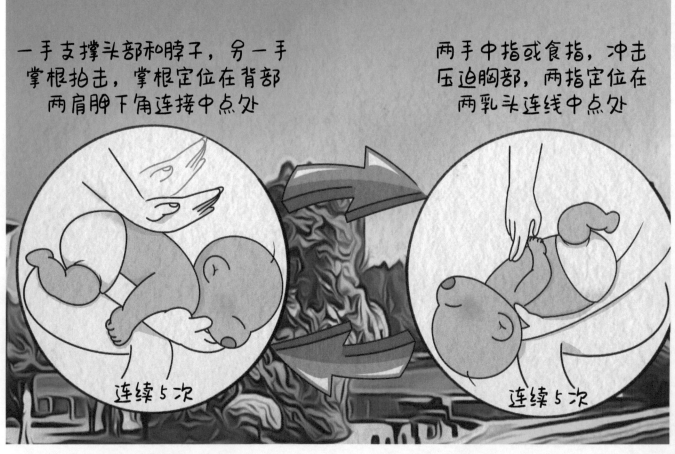

连续5次

连续5次

拍背压胸法适用于一岁以下婴儿，可有效保护婴儿颈椎。若拍背未排出异物，立即使用拍胸法，重复交替两种方法使用，直至吐出异物。

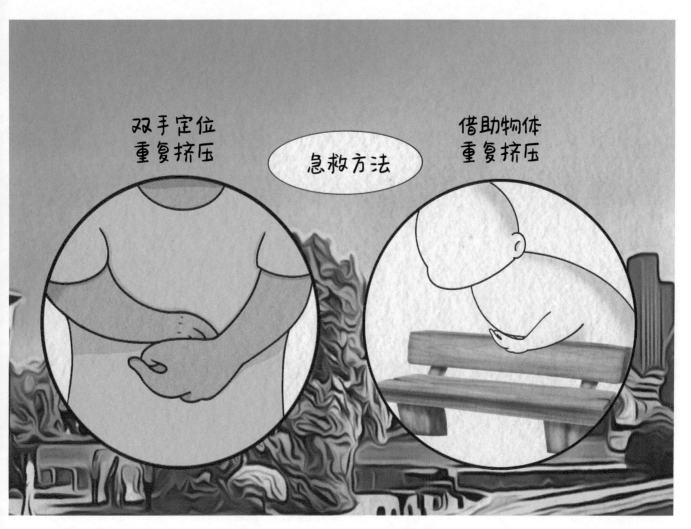

双手定位
重复挤压

急救方法

借助物体
重复挤压

　　若孕产妇或者过度肥胖的人，无法从背后环抱患者，施救者可以使用胸部冲击法，其定位在胸骨下段位置，也可用于一个人时的自救。

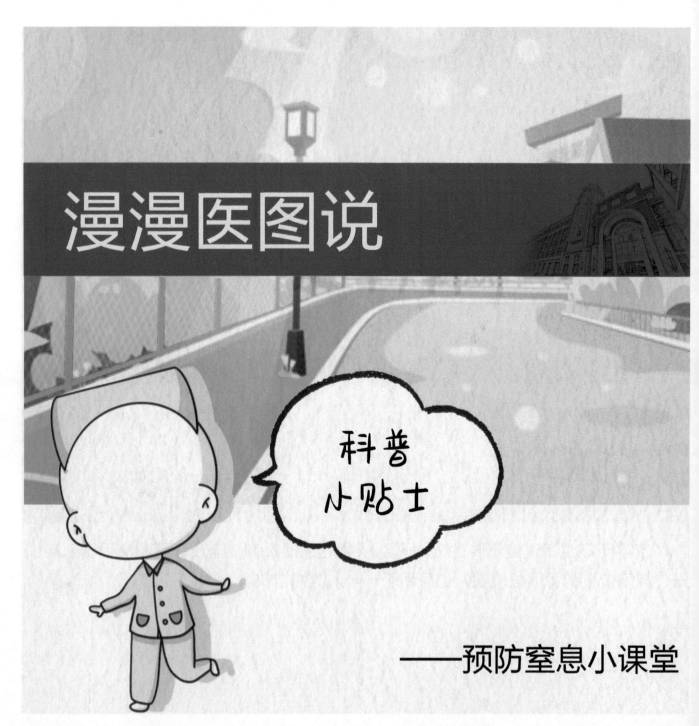

漫漫医图说

科普
小贴士

——预防窒息小课堂

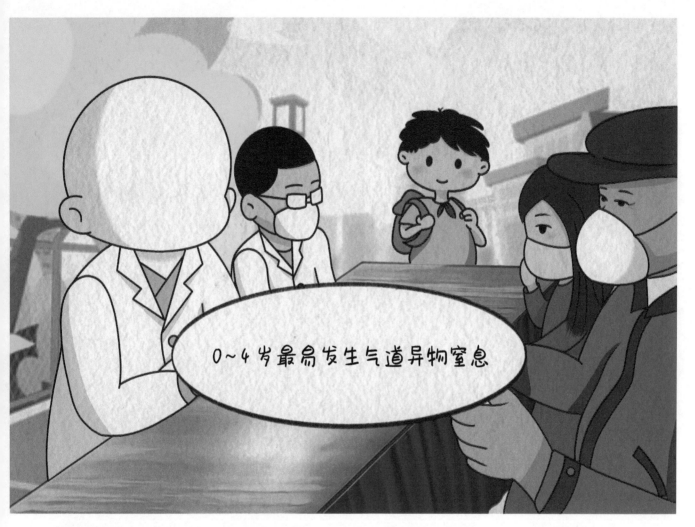

　　气道完全阻塞造成不能呼吸只要 1 分钟，心跳就会停止，只要抢救及时，解除气道阻塞，呼吸恢复，心跳随之恢复。由于儿童被好奇心驱使，常将不明物体塞入口中，是气道异物窒息的高危人群之一。

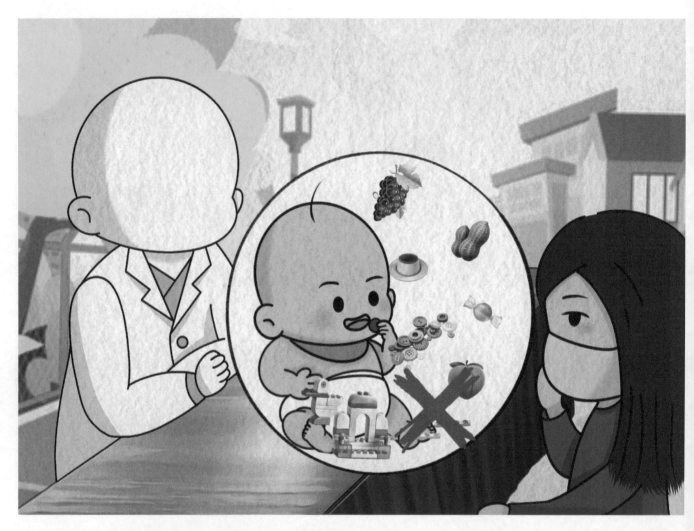

　　积木、颗粒型玩具、塑料袋、坚硬的小颗粒食物等放置在儿童不易抓取的地方，以免其塞入口中卡入气道或将塑料袋套在头部而发生窒息危险。

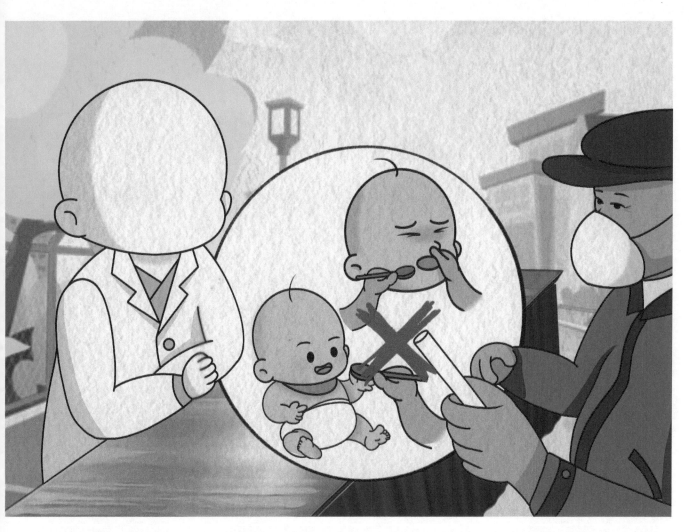

　　小儿生病喂药时，切不可强行灌入，甚至捏鼻子灌药，该方法极易引起药物流入气道造成窒息，喂饭时或孩子进食时不可逗笑，以免孩子大笑时吸入食物引起呛咳、呕吐，呕吐物吸入气道后不及时排出也会引发窒息或继发性肺部感染。

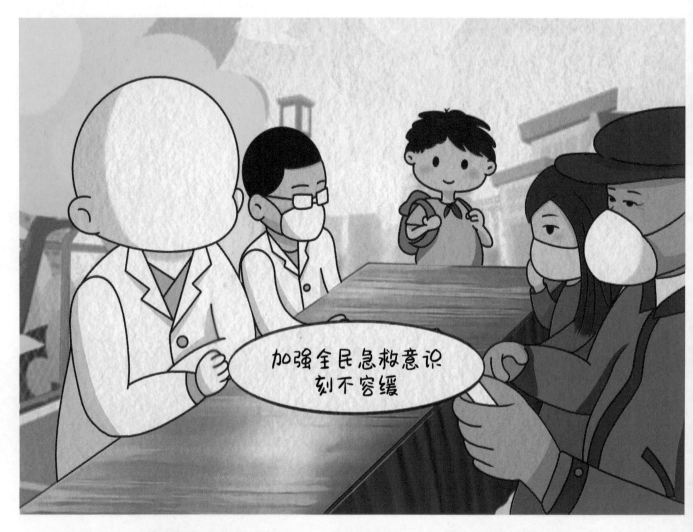

　　儿童由于对危险的预知能力有限，极易在生活中发生各种意外而失去生命，家长需要第一时间掌握急救要领，学会海姆立克急救法，关键时刻能挽救一条生命，拯救一个家庭。

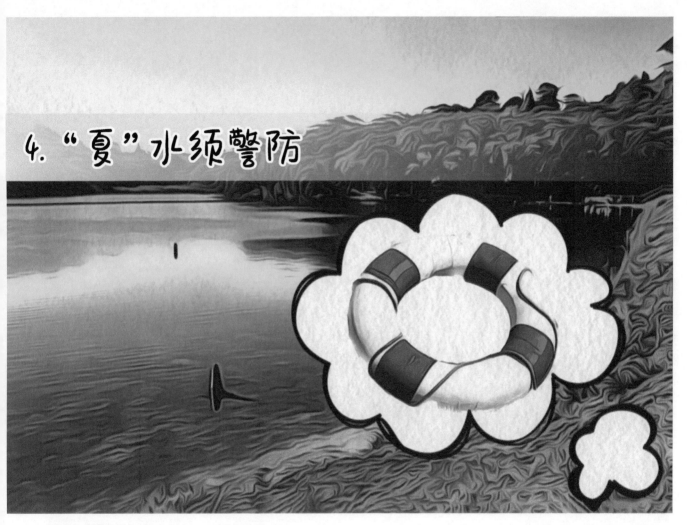

4."夏"水须警防

　　溺水是指人淹没于水或其他液体中，水、污泥、杂草等物质堵塞呼吸道和肺泡，或因咽喉、气管发生反射性痉挛，引起窒息和缺氧，肺泡失去通气、换气功能，使机体处于危急状态。

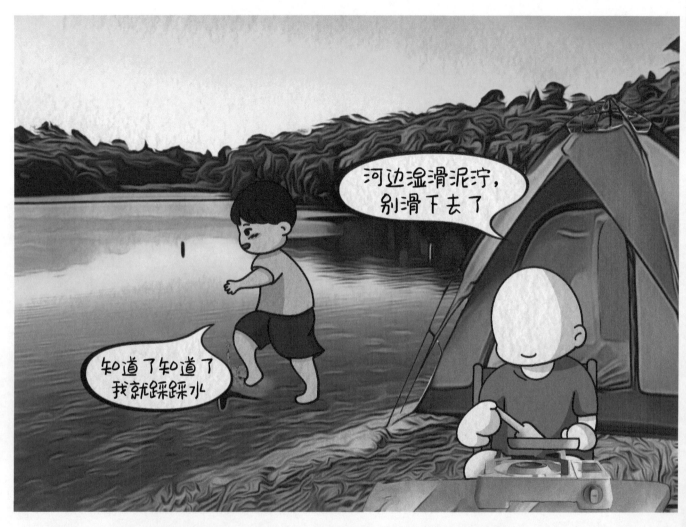

　　周末，爸爸鹿漫漫带着小强到河边露营，小强跑去河边踩水，快乐地就像飞舞的小蝴蝶。

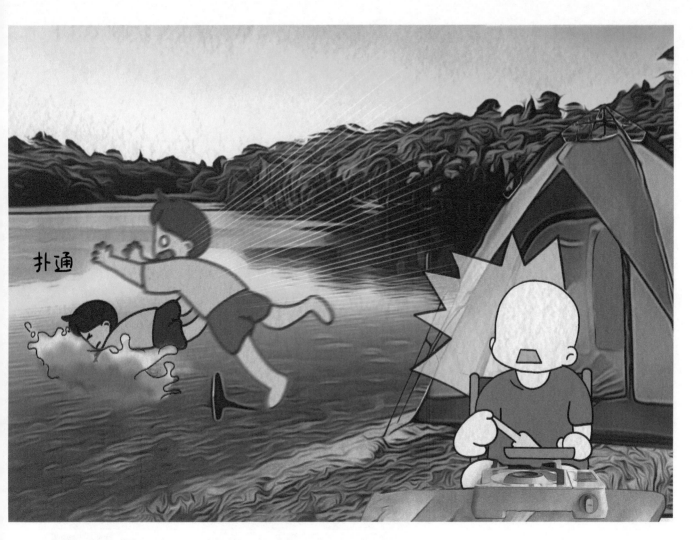

意外还是发生了，小强脚下一滑，掉进了河里。

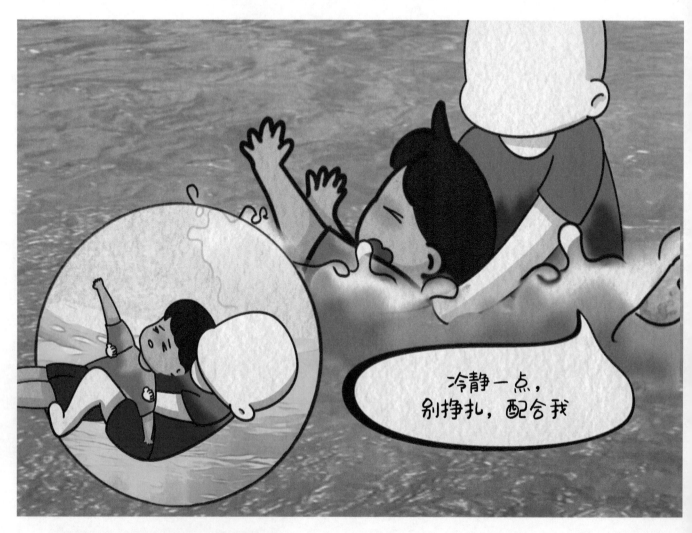

鹿漫漫见状立刻跳入河中施救。

施救者应从溺水者背后伸出双手抓紧其腋窝及上臂，以防被溺水者紧抱缠身而双双发生危险。

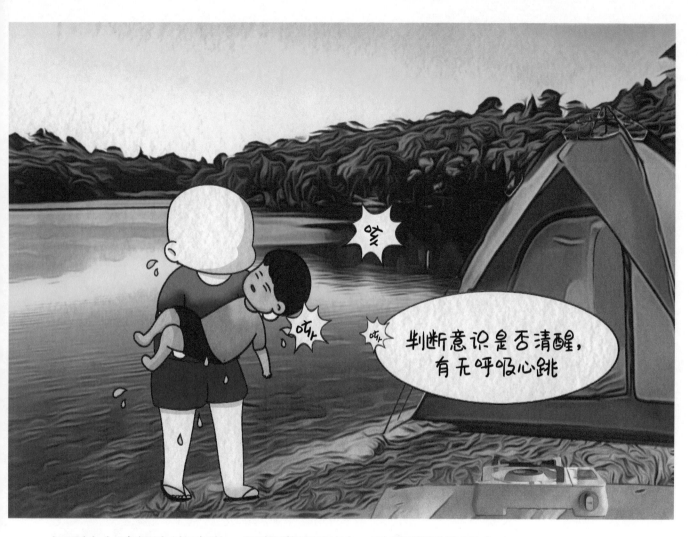

小强被水呛得连连咳嗽，还好发现及时，只是喝了几口水。

专业小知识

　　溺水的急救：急救时，先判断意识，如意识丧失、呼吸停止，应该立即胸外按压、开放气道、人工呼吸。同时，立即拨打急救电话 120。

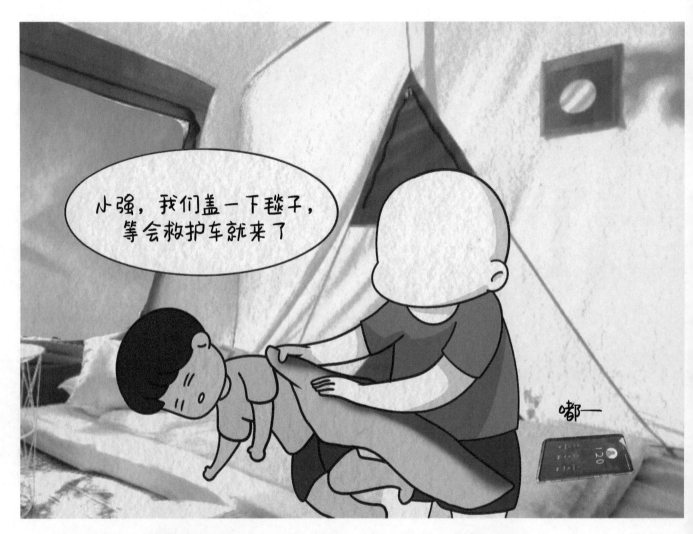

鹿漫漫将小强抱至帐篷内，给予保暖，随即拨打了急救电话。

专业小知识

　　落水者救上岸后如意识清醒，注意保暖，有条件者立即脱去湿衣裤更换干衣服，或用干燥毯子覆盖取暖，防止出现低体温。

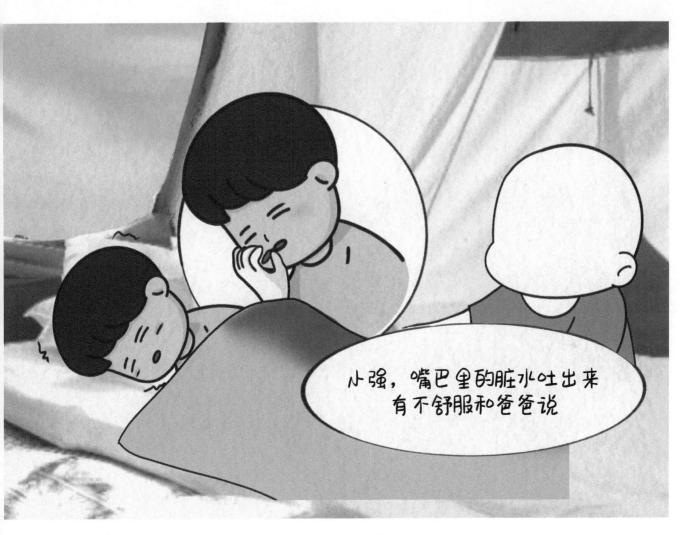

等待救援期间，鹿漫漫仔细观察小强的状况。

注意保持落水者呼吸道通畅，及时清理其口鼻腔内的淤泥和水草及分泌物，并保持侧卧，防止呕吐物误吸，导致肺部感染或窒息。

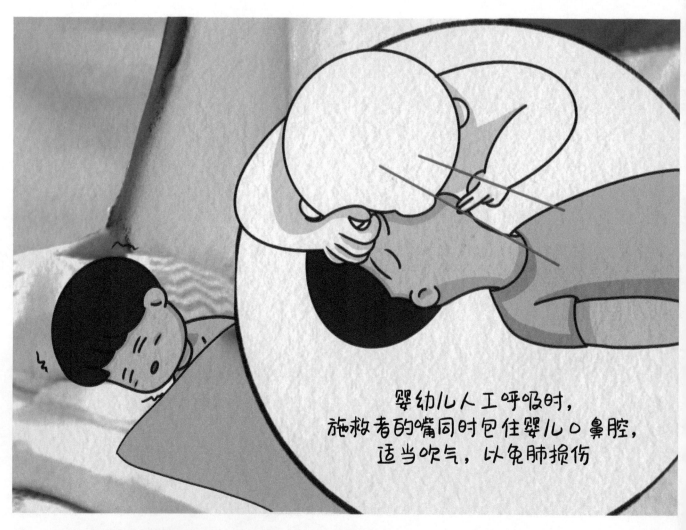

婴幼儿人工呼吸时，
施救者的嘴同时包住婴儿口鼻腔，
适当吹气，以免肺损伤

若出现心跳呼吸骤停，应立即实施心肺复苏术。

专业小知识

溺水最关键的病理生理特征是心脏骤停前因低氧而出现的心动过缓，纠正低氧血症至关重要，如果溺水后发生呼吸心跳骤停，应先开放气道，人工呼吸，再行心脏按压。

值得注意的是，溺水往往也会出现"假死状态"，即呼吸类似停止，脉搏不能辨出，以及一切生命活动征象似已停止（如瞳孔对光线无反应），但脑、心、肺等重要器官未衰竭。因此，及时、坚持救治溺水患者直至医务人员到来至关重要。

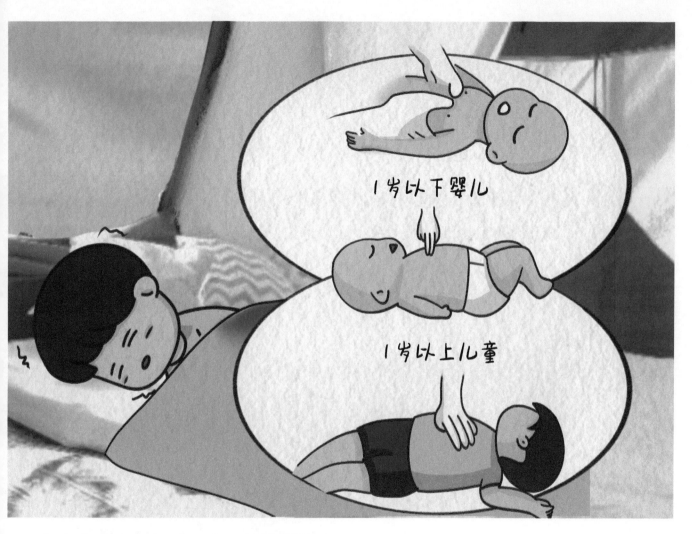

根据不同年龄段选择合适的施救手法。

专业小知识

1岁以下婴儿：采用无名指和中指"两指"按压，按压两乳头连线中点，按压幅度为4~5厘米。

1岁以上儿童：采用双掌或单掌胸外按压，按压幅度5厘米。

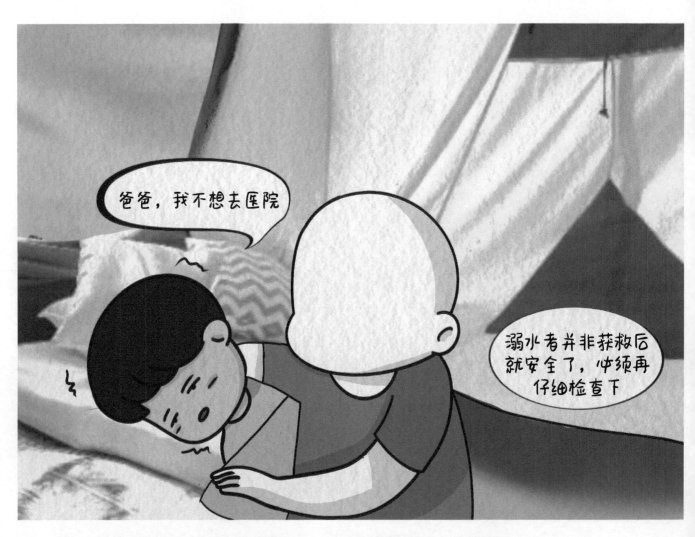

落水后的恐惧让小强止不住颤抖，爸爸鹿漫漫柔声安慰着。

专业小知识

　　溺水者经现场急救后神智清醒者，仍会因为吸入不洁污水等造成肺部感染、肺损伤，应送至医院继续观察治疗。

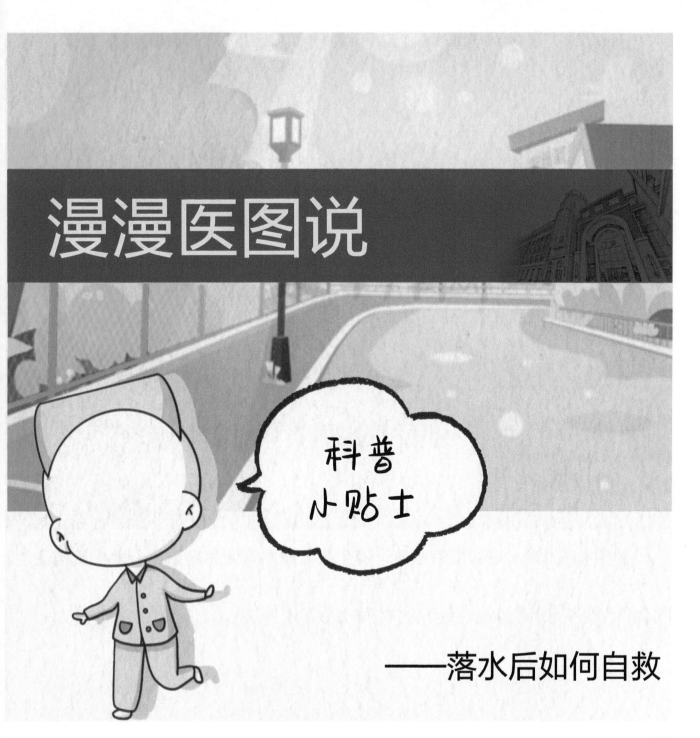

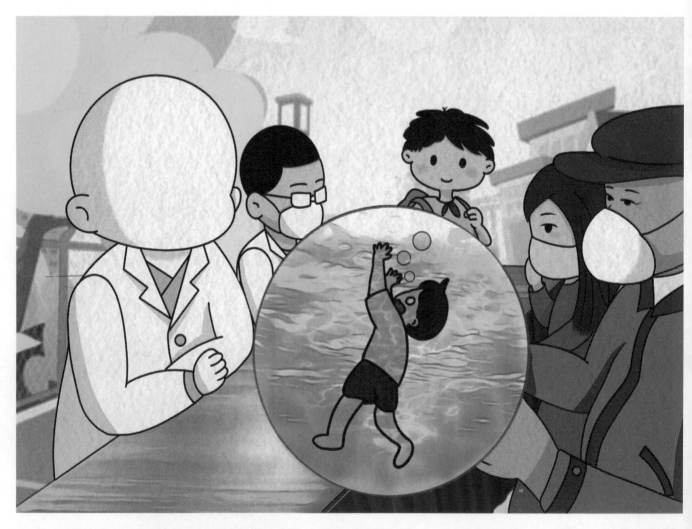

　　很多人认为溺水后会惊慌呼救，其实多数溺水者因为紧张、恐惧、肌肉僵硬，根本无法大声呼救，很多溺亡都是悄无声息发生的，因此不慎落水后一定要保持头脑清醒，切不可慌乱挣扎，否则会加速溺亡。

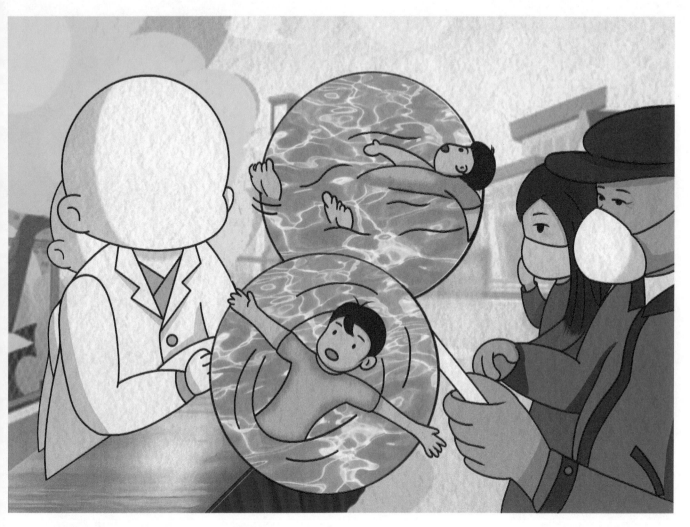

　　落水后应当头后仰，屏住呼吸，口鼻即可慢慢露出水面，身体浮于水面时，深吸慢呼是关键，否则会导致身体再次下沉。

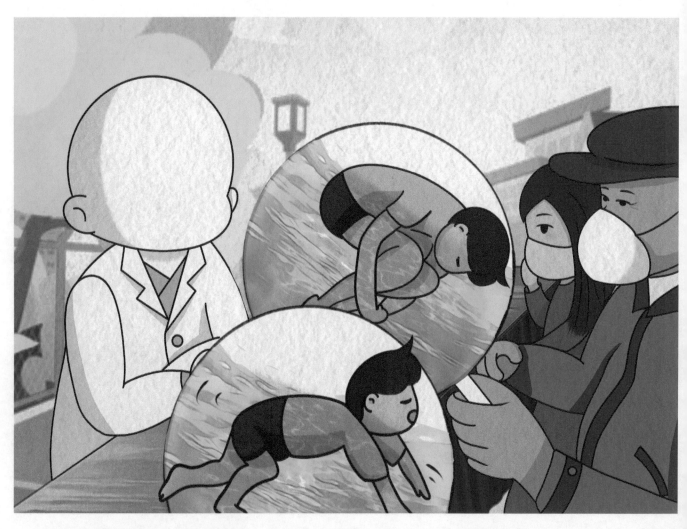

　　水母漂自救法：双手抱膝，膝紧贴胸部，屏气后头缩向膝盖，换气时，双手双足猛地下压，利用反作用力让身体冲出水面，千万不能将手上举或拼命挣扎，因为这样反而容易使人下沉。

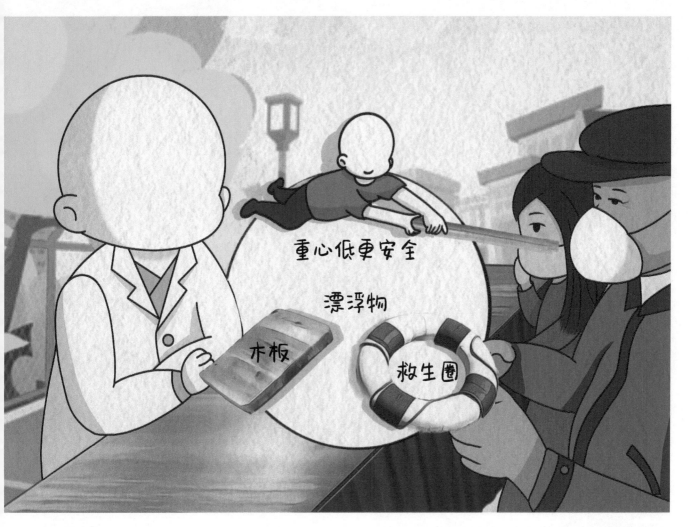

重心低更安全

漂浮物

木板

救生圈

　　友情提醒：落水后，一定要采用自救方法尽可能拖延时间，以等待救援到来。施救时，首选岸上救援，若下水救援，施救者需受过专业救援训练，团队救援优于个人救援。

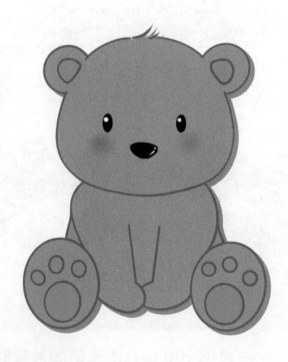

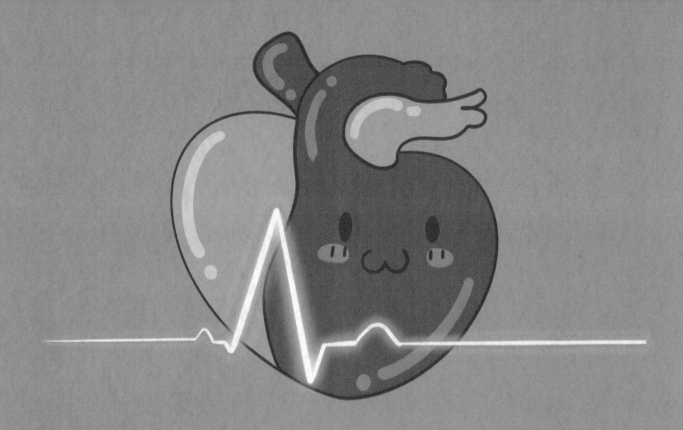

四、"心"语"心"愿

心血管疾病指心脏及血管系统发生的各种疾病，死亡率位居第一，可通过早预防、早发现、早诊断及有效治疗降低发病率，提高治疗疗效。

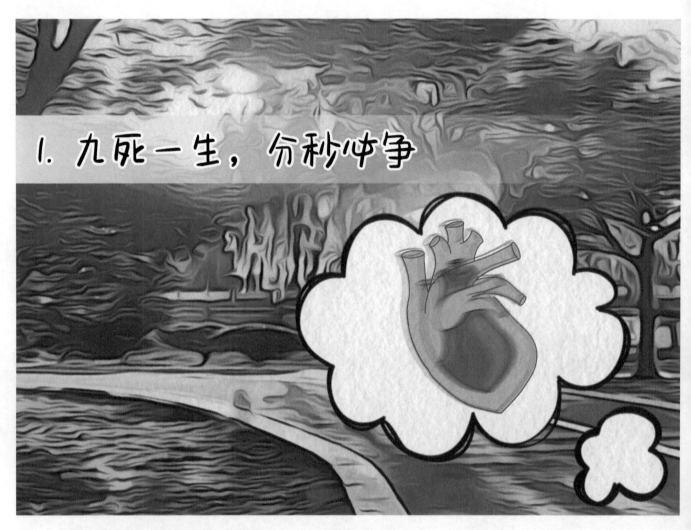

1. 九死一生，分秒必争

　　心肺复苏术（Cardio Pulmonary Resuscitation，CPR），主要是通过人工胸外按压、开通气道、人工呼吸等一系列抢救措施，对骤停的心脏和呼吸采取的救命技术，其目的是恢复患者自主呼吸和自主循环。

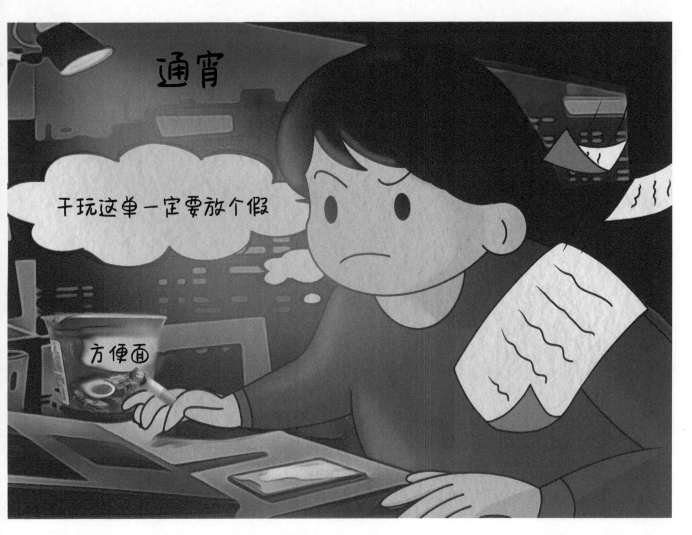

　　小安作为一个自由写作者，经常通宵赶稿，今天又是奋斗到凌晨五点的一天，还好有桶泡面作伴，慰藉一下疲惫的身心。

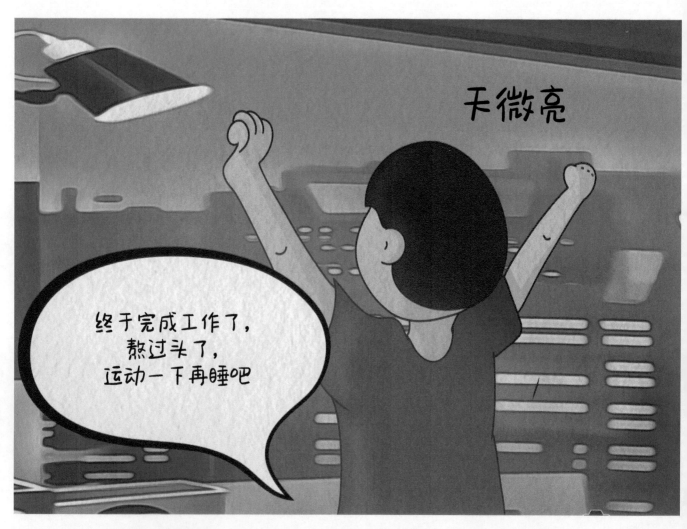

　　不知不觉天已微微亮，小安的稿子也终于收尾了，此时已睡意全无，索性来个早锻炼吧。

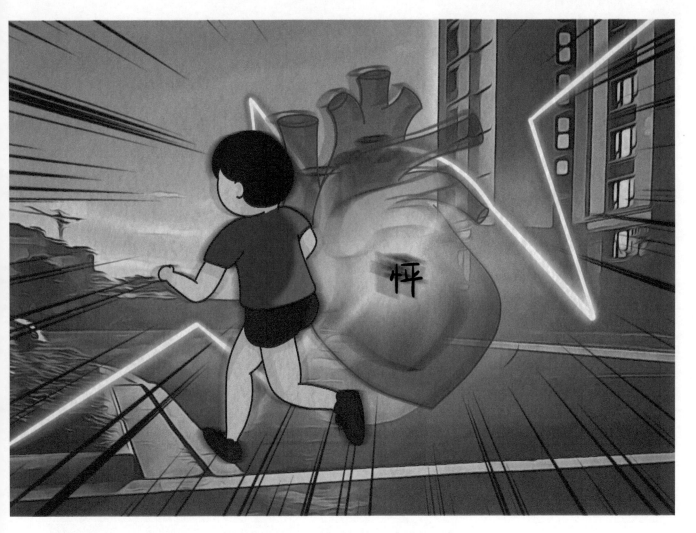

慢跑中的小安觉得今天心跳好快，想着跑一圈就回家了。

　　工作压力大、紧张、熬夜、工作时间过长、负担过重等，造成"慢性疲劳应激状态"，从而使血压升高，增加心脑血管发病风险。

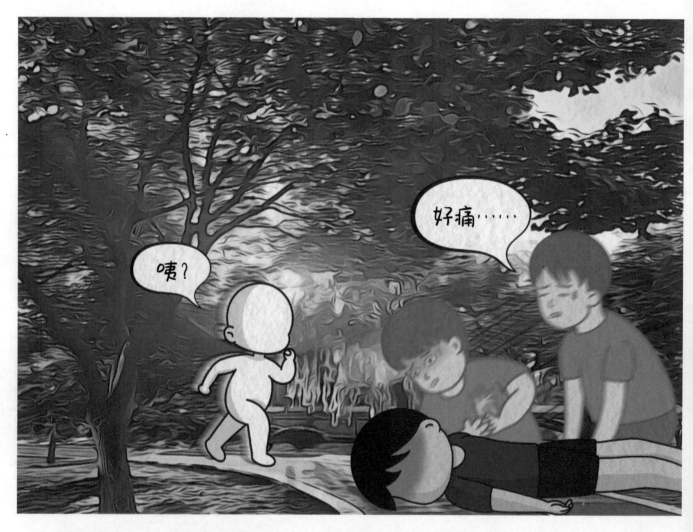

刚跑没多久，小安突然感觉胸口一阵剧痛，随之眼前一黑，就倒地不省人事。

专业小知识

　　猝死即因病突然死亡，常指平素身体健康或貌似健康的患者，在短时间内，出乎意料地因自然疾病而突然死亡。

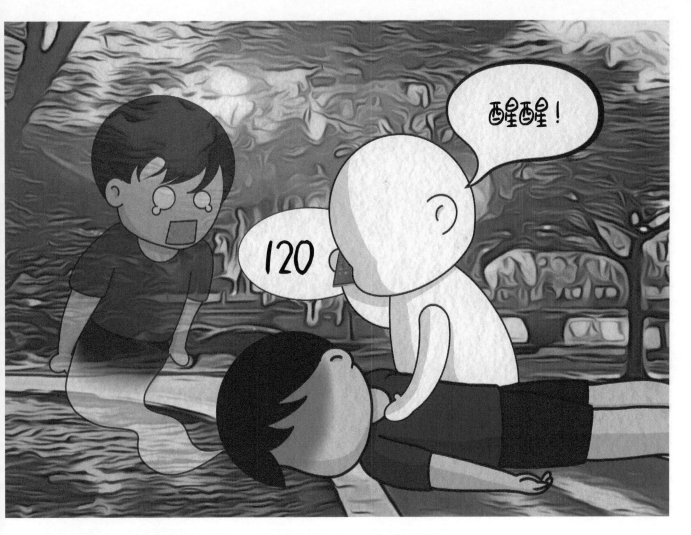

正在晨跑的鹿漫漫见状，马上拨打了 120 急救电话。

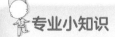专业小知识

在未明确病因下，不能随意搬动倒地的患者，不合时宜的搬动可能造成其他损伤。

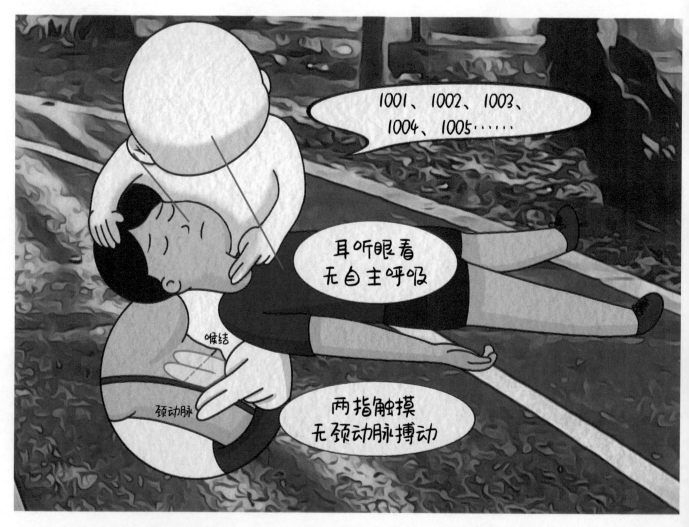

　　也在晨练的鹿漫漫见状，马上开始判断小安的生命体征，发现小安心跳呼吸骤停了。

专业小知识

　　用食指和中指并排触摸小安的颈动脉（颈动脉搏动位于喉结两侧 2 指处），用面部感受口鼻处的气流，眼睛查看胸廓起伏，默数 5 秒（四位数为单位记一秒，如 1001，是急救读秒的一种计时方法）。

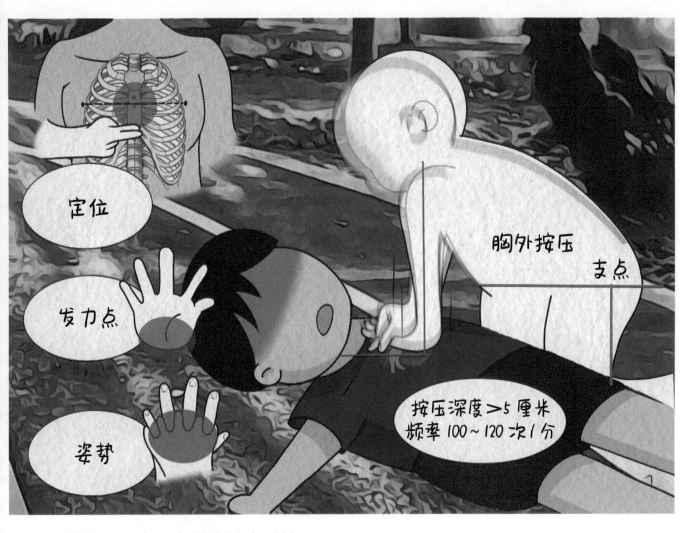

鹿漫漫立刻为小安做胸外心脏按压。

胸外心脏按压：以右手中指和食指沿肋骨下缘上移至胸骨剑突处，后将左手掌侧放在胸骨下1/3处，右手交叉放于左手背上，双肘关节伸直，利用上身重量垂直下压，而后迅速放松，让胸廓自行复位，如此有节奏地反复进行。

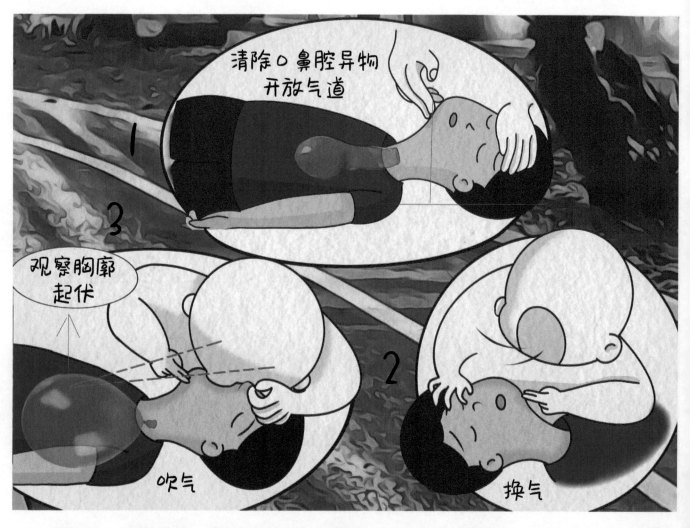

　　紧接着，开放气道，进行人工呼吸。每做30次胸外心脏按压，再行2次人工呼吸。

👦 **专业小知识**

　　人工呼吸前：清理口鼻腔分泌物，开放气道，可采用压额抬颏法，即右手抬起患者下颌，使其头部后仰，左手按压患者前额，保持其头部后仰位置。

　　人工呼吸：平静吸气后，用口唇完全包住患者口部，捏紧两侧鼻翼，向患者口内吹气2次，每次吹气保持1秒以上，2次吹气间换气时松开口鼻，每次吹气以看到患者胸廓扩张为宜。

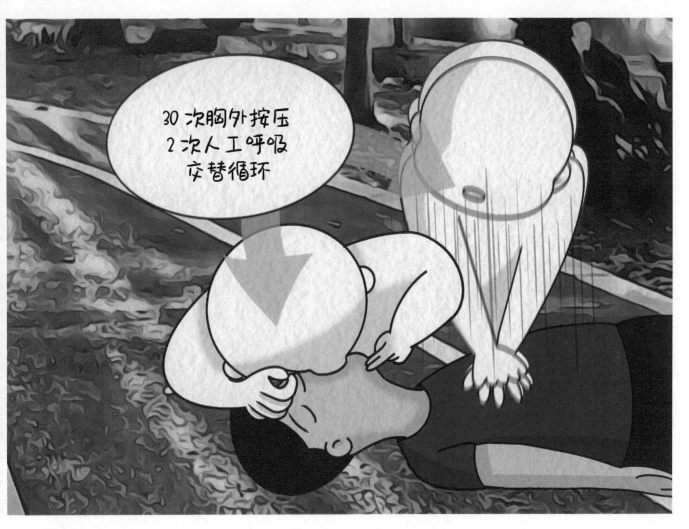

看到小安呼吸心跳尚未恢复，鹿漫漫持续为他实施着心肺复苏术。

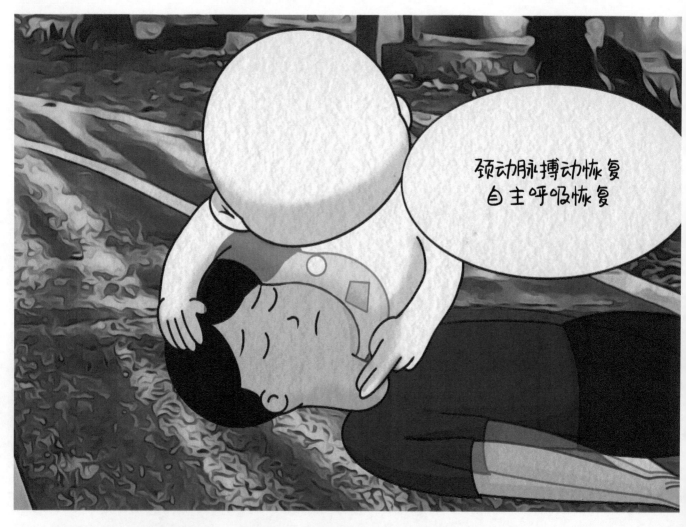

经过 5 轮心肺复苏后，鹿漫漫再次判断小安的情况。

（若无生命体征恢复迹象，应继续行心肺复苏直至专业救援人员抵达现场。）

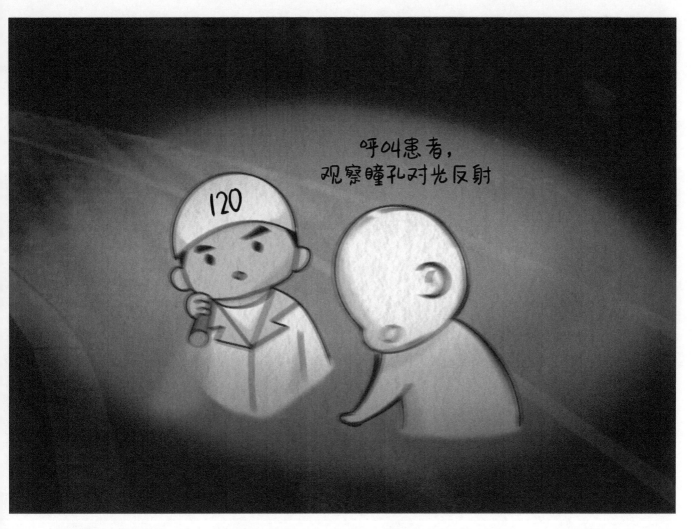

　　听到鹿漫漫的呼唤，小安逐渐意识恢复，虚弱地睁开眼睛，心肺复苏成功。此时 120 急救人员也赶到了现场。

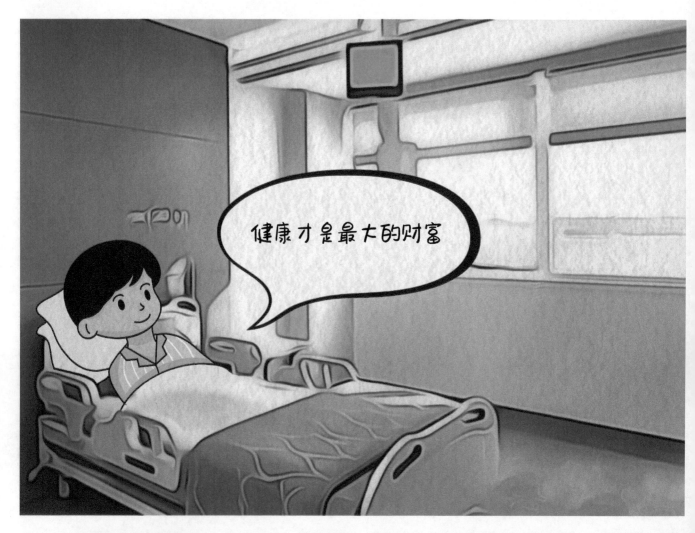

　　小安躺在医院病床上，心中一阵感慨，刚刚从死亡线上挣扎回来，以后要规律作息，珍爱生命。

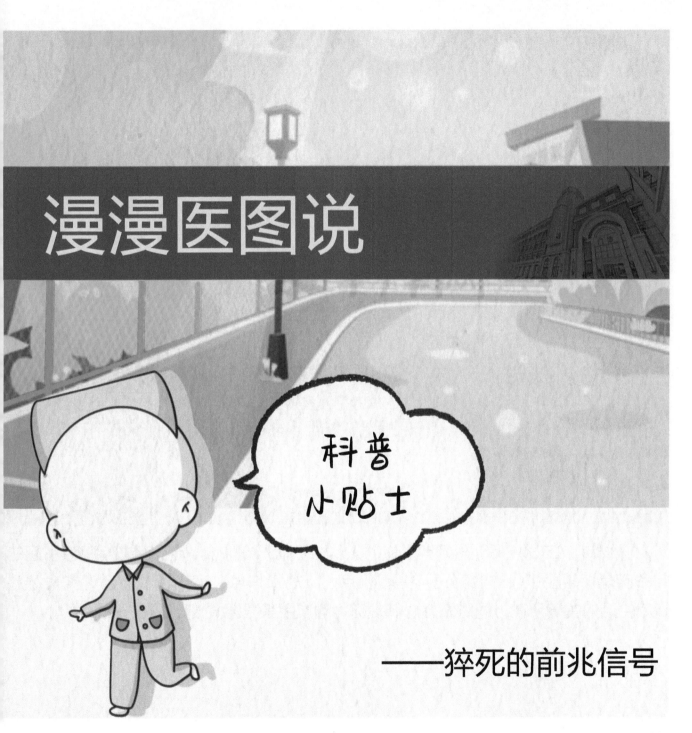

漫漫医图说

科普
小贴士

——猝死的前兆信号

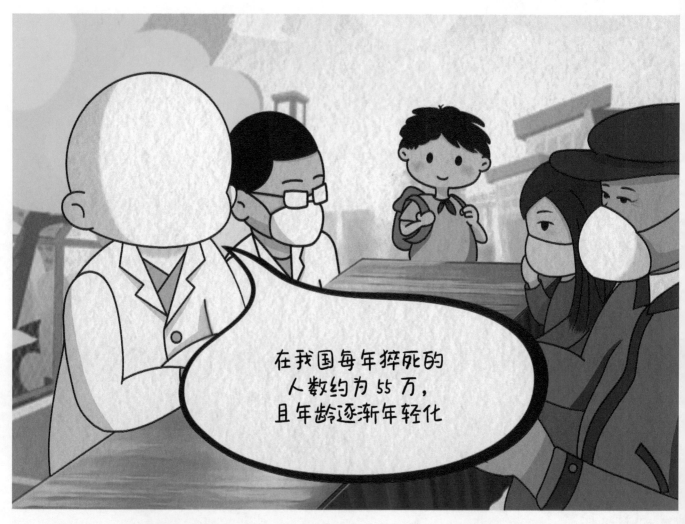

据统计，在 30～50 岁英年早逝的人群中，95.7% 的人死于因过度疲劳引起的致命疾病。触目惊心的数据无不提醒着我们，规律作息、适当运动、合理饮食才是健康生活的关键所在，同时掌握心肺复苏术可在生命危急时刻，留住一线生机。

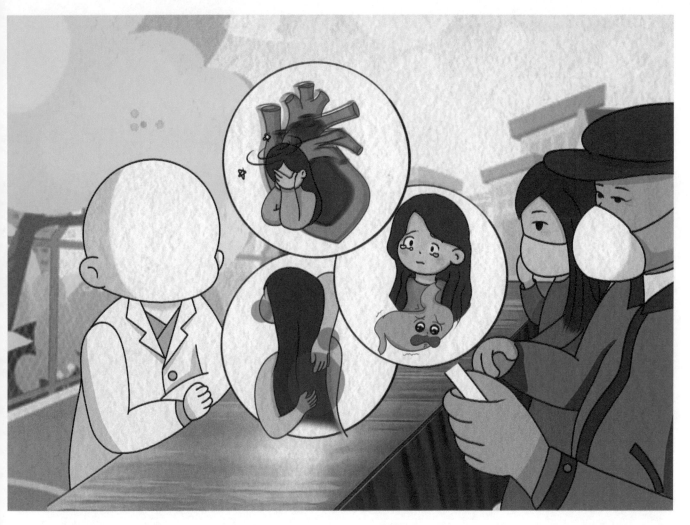

　　猝死分为心源性猝死和非心源性猝死。大多数心源性猝死，在发病前通常会出现一些非特异性症状，即所谓的信号。如胸闷或胸痛、不明原因的疲乏、肠胃不适、心慌、眼前发黑和肢体麻木等症状，必要时请及时就医。

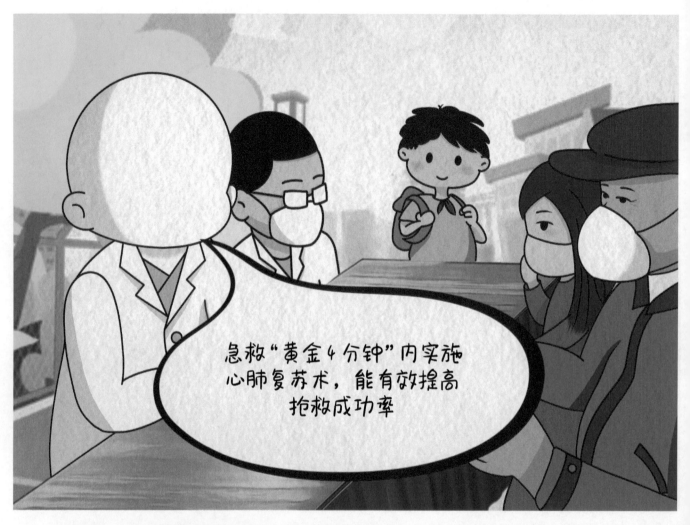

　　据报道，87% 的心脏骤停事件发生地点在医院外，而心肺复苏的最佳时间为 4 分钟内，想要最大限度地降低意外伤残率和死亡率，现场"第一目击者"的救护至关重要。

　　一些发达国家公众接受急救知识培训率较高。据调查，我国居民的急救知识及技能普及率甚至不到 1%，因此普及公众急救知识显得尤为重要及迫切。

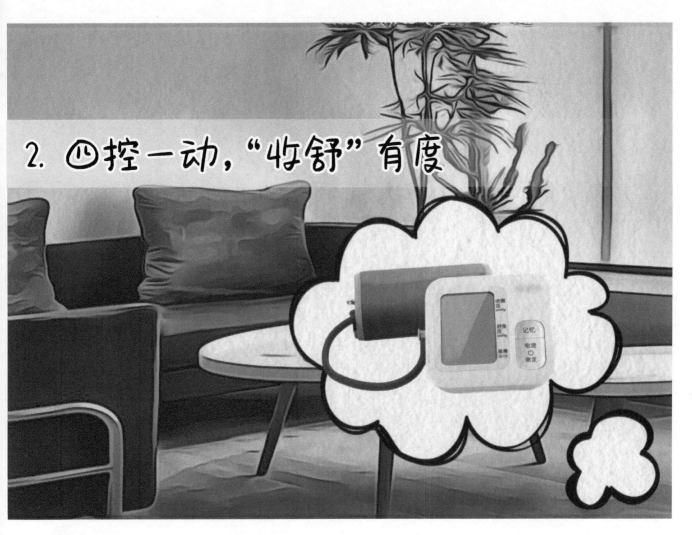

2. 四控一动，"收舒"有度

高血压是指诊室血压测量收缩压≥140 mmHg 和（或）舒张压≥90 mmHg。

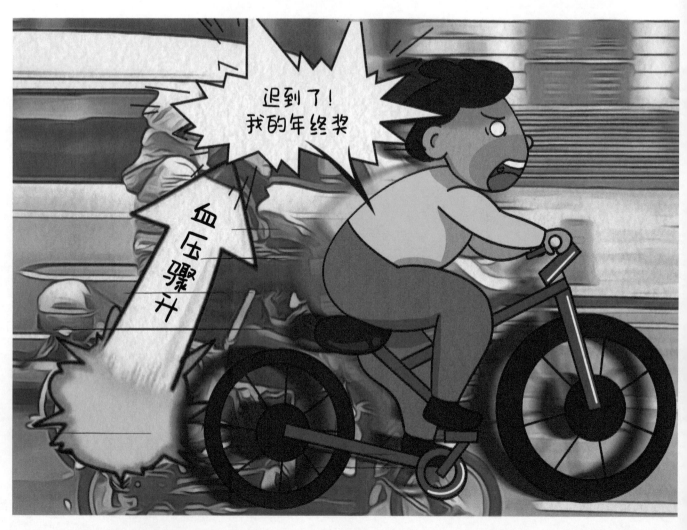

　　小高昨晚应酬至深夜，早起顾不上头晕脑涨，骑上自行车便火急火燎地向公司赶去。

専业小知识

　　高血压风险因素：年龄、遗传因素、体重超重或肥胖、缺乏身体活动、高盐饮食、饮酒过量、生活作息不规律。

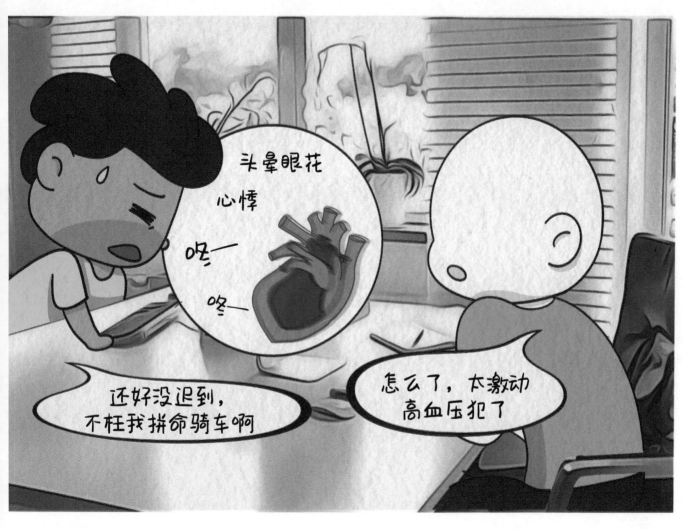

　　还好在最后一分钟顺利打卡，保住了年终奖，但感觉头更晕了，心快从嗓子眼跳出来了，血压在飙升。

　专业小知识

　　在应激因素（严重精神创伤、情绪过于激动）作用下，会诱发短期内血压急剧升高，引起头晕、头痛、黑懵、心悸、视力模糊、胸痛和其他症状。

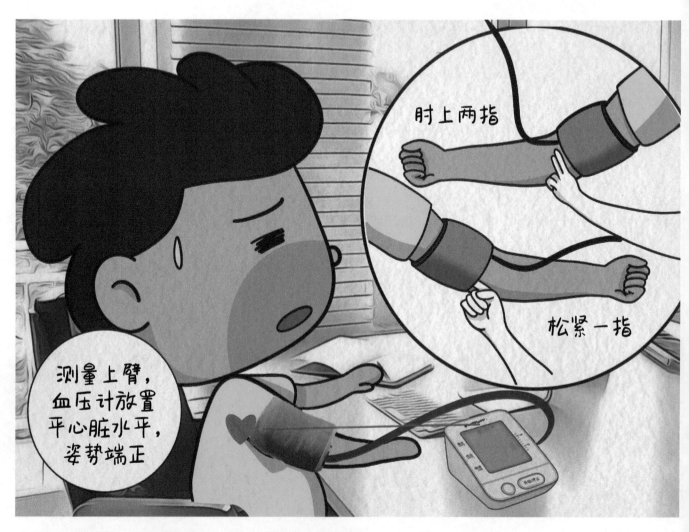

鹿漫漫让小高先休息一会儿再测量血压。

专业小知识

　　测量血压：活动后需休息 20 分钟，取端坐位，双脚落地，测血压的肢体放置在心脏水平，测量部位衣服不宜过厚。

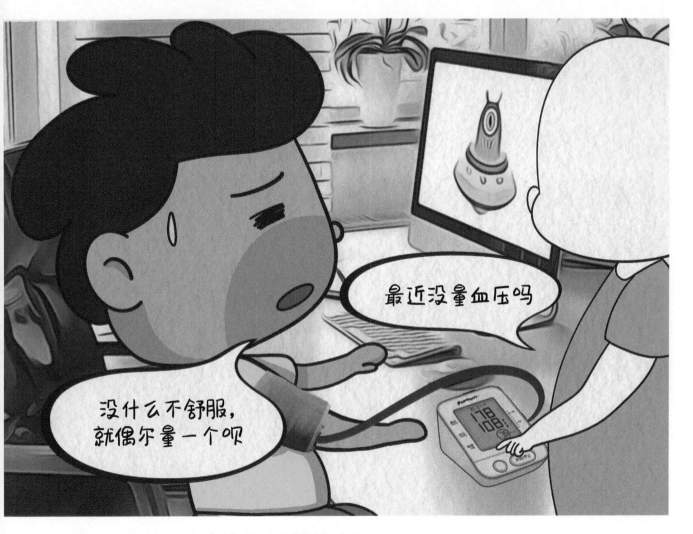

这一量可不得了，小高的血压直接飙升至 178/108 mmHg。

🧑‍⚕️**专业小知识**

测血压"四定"：定时间、定部位、定体位、定血压计。测量血压的最佳时间为早晨起床后 1 小时之内，或者晚上就寝前 1 小时。如果早晨测量，请在起床后 1 小时之内、排尿后、早餐前、服药前进行。初诊或血压未控制的患者，推荐每周至少连续 3 天进行家庭血压监测。

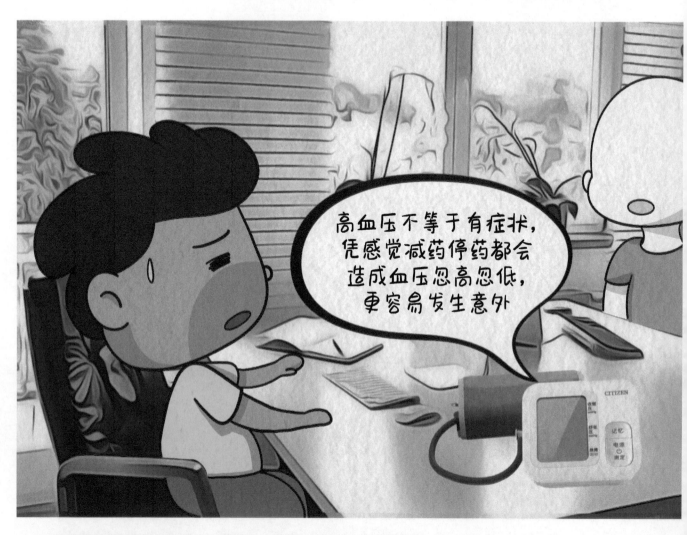

鹿漫漫看着这血压，看来小高并没有按时服药。

专业小知识

　　高血压患者擅自停药后，血压会再次升高，血压波动过大，对心、脑、肾靶器官的损害更严重。因此，需遵医嘱长期服药，定期随访，切莫擅作主张，随意停药。

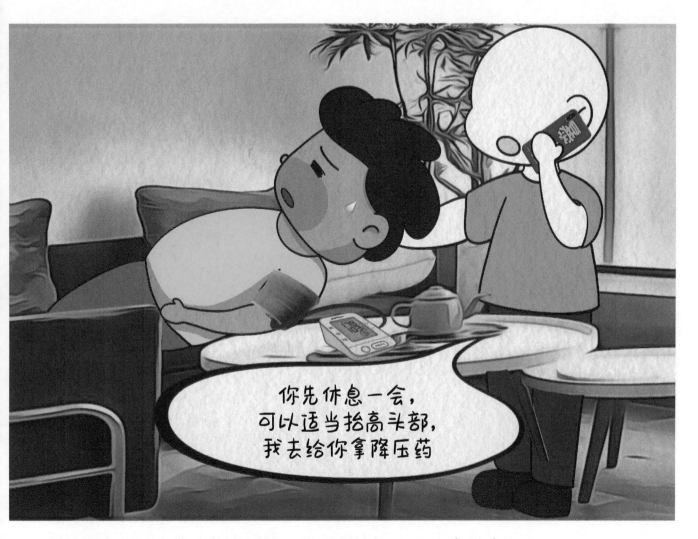

你先休息一会，可以适当抬高头部，我去给你拿降压药

见小高头晕恶心的症状未缓解，鹿漫漫拨打了 120 急救电话。

专业小知识

　　高血压急症时可适当垫高头部可以使血液往下肢回流，而减少脑动脉的压力，减少动脉破裂引起脑出血的可能。

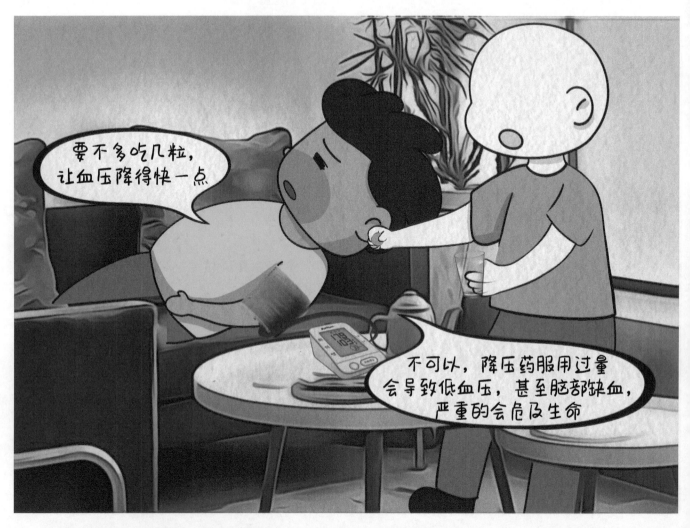

等待救护车期间，鹿漫漫看到小高的血压依然居高不下，让小高服用了 1 粒自备的短效降压药，暂缓血压上升趋势。

专业小知识

降压治疗应缓慢进行，不能求之过急，持续、平稳降压才是正确的降压原则。控制血压达标通常需 4~12 周。降压过快会造成身体重要器官血流灌注不足，重要脏器缺血缺氧，严重时出现脑梗、心绞痛、心梗等并发症，需根据个体差异遵医嘱控制血压范围。

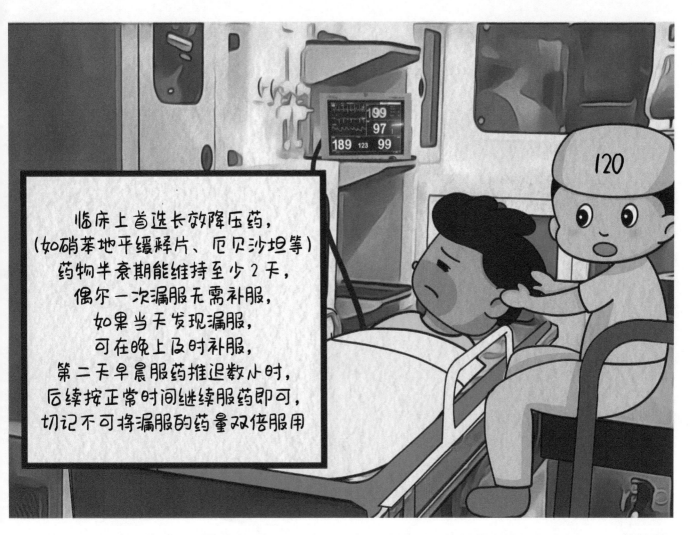

在 120 救护车上，急救护士又向小高科普了高血压用药的注意事项，小高受益匪浅，也下定决心改正不良生活作息，规律服药，稳定血压，提高生活质量。

专业小知识

不要随意停用降压药物，虽然长期服用降压药可能有一定的药物不良反应，但是与高血压造成心脑肾等重要器官损害比起来，这些不良反应的影响是非常微小的。

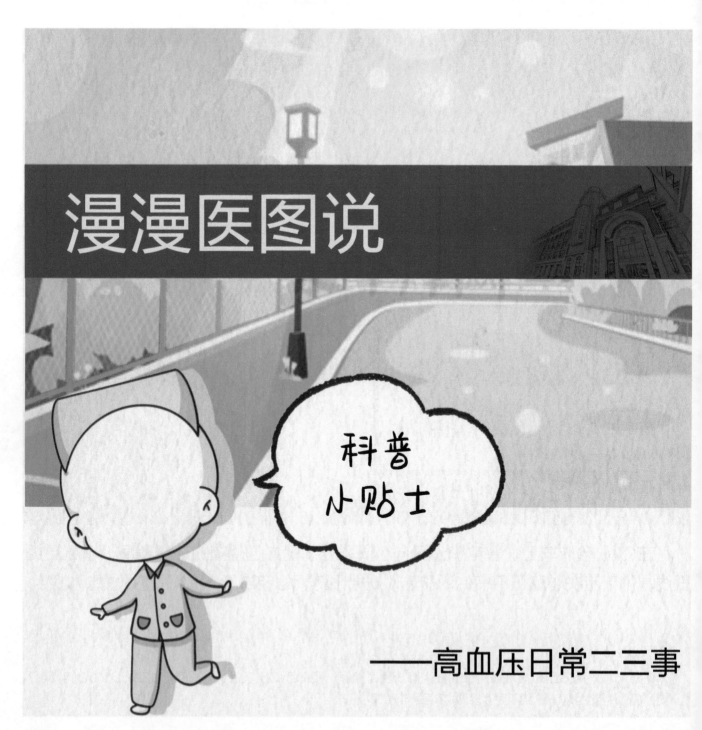

漫漫医图说

科普
小贴士

——高血压日常二三事

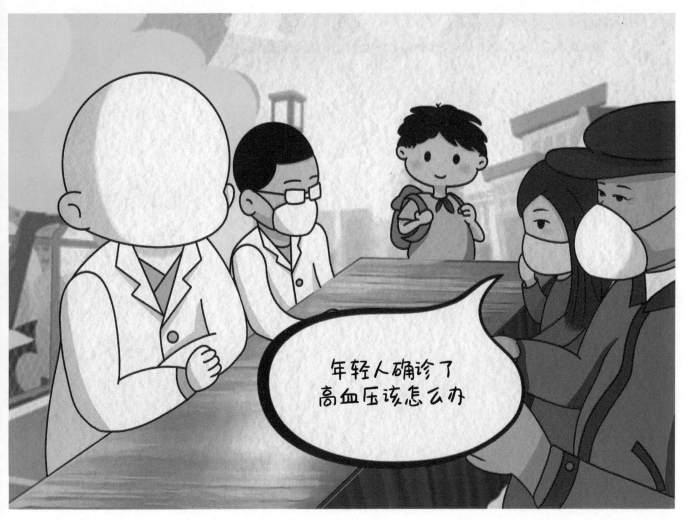

  实践证明，高血压是可以预防和控制的疾病。规范的药物治疗能安全有效地降低高血压患者的血压水平，可明显减缓靶器官损害，预防心、脑、肾并发症的发生，降低致残率及死亡率，遵医嘱按时服药与调整生活方式（饮食干预、运动干预、减压干预等）并举才能有效控制血压。

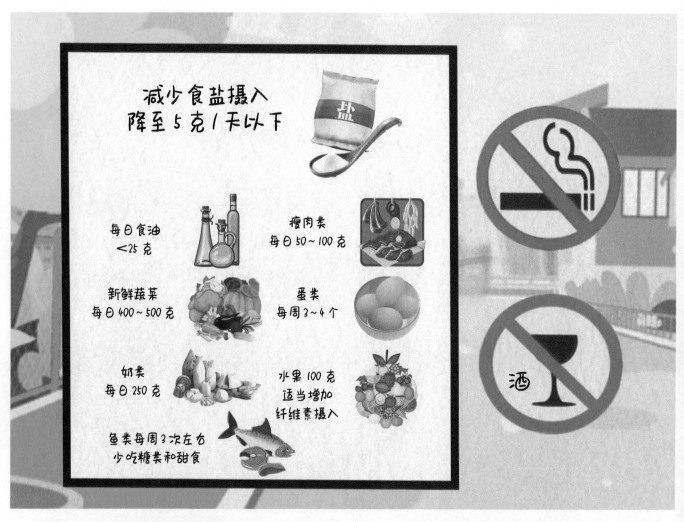

减少食盐摄入
降至5克1天以下

每日食油
<25克

瘦肉类
每日50~100克

新鲜蔬菜
每日400~500克

蛋类
每周3~4个

奶类
每日250克

水果100克
适当增加
纤维素摄入

鱼类每周3次左右
少吃糖类和甜食

盐

酒

　　高血压患者想要控制好血压，方法并不难，难在坚持。首先就是限制盐的摄入，钠盐具有调节血容量、血管弹性和血压的作用，这决定了钠盐与高血压之间的不解之缘。其次是要调整饮食结构，多吃水果蔬菜，减少高脂肪、高胆固醇食物的摄入量，同时注意控制糖类的摄入。

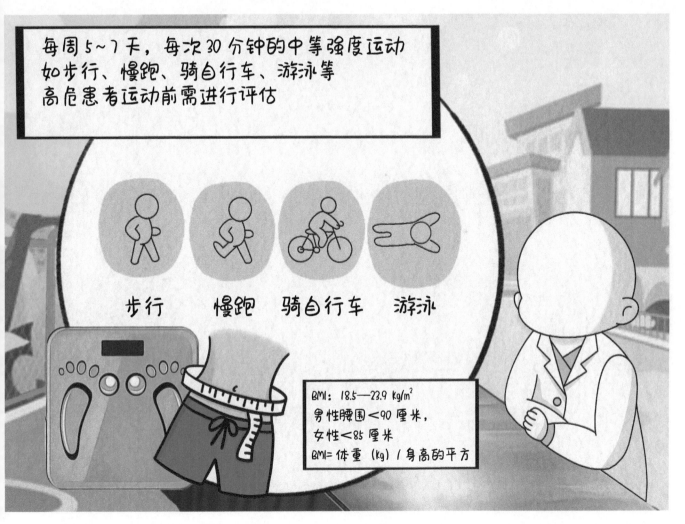

每周5~7天，每次30分钟的中等强度运动
如步行、慢跑、骑自行车、游泳等
高危患者运动前需进行评估

步行　　慢跑　　骑自行车　　游泳

BMI: 18.5—23.9 kg/m²
男性腰围<90厘米，
女性<85厘米
BMI=体重（kg）/身高的平方

对于肥胖的高血压患者，综合生活方式干预控制体重也是至关重要的。推荐收缩压<160 mmHg和舒张压<100 mmHg的高血压患者，每周进行5~7天、每次30分钟的中等强度运动，且每周进行2~3次抗阻力量练习，由于身体原因无法完成上述推荐量的高血压患者，应根据自身情况尽可能地增加各种力所能及的身体活动。

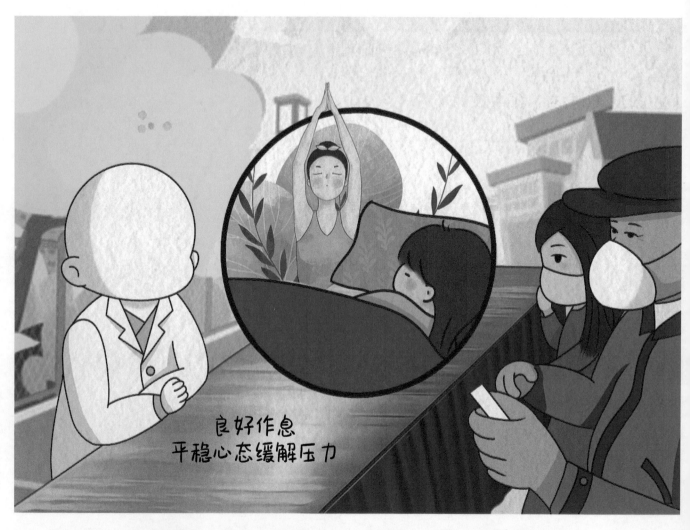

良好作息
平稳心态缓解压力

　　被确诊为高血压后，也不必寝食难安，良好的作息、减轻精神压力、保持良好心态，喜乐的心永远是治愈疾病的良药。

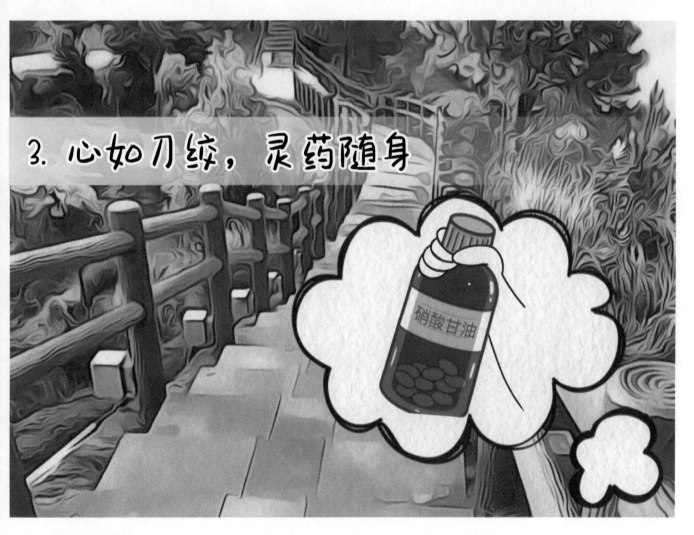

3. 心如刀绞，灵药随身

急性冠脉综合征（ACS）指冠脉粥样硬化斑块破裂或侵蚀，继发完全或不完全闭塞性血栓形成所引起的急性心肌缺血综合征。

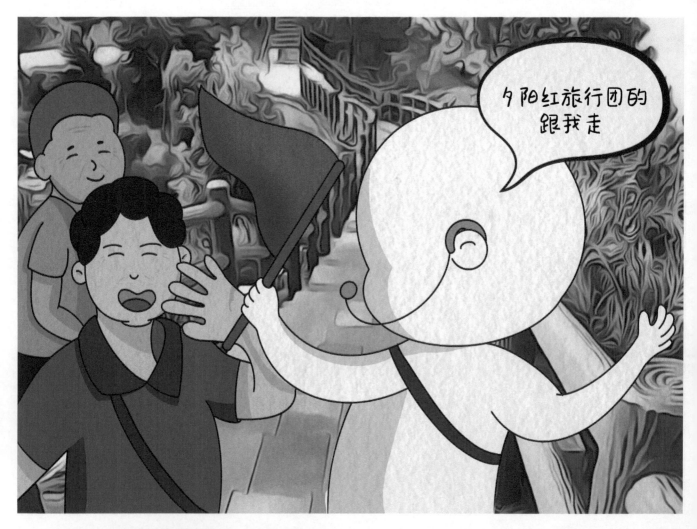

　　这几年的旅游业特别红火，老张和老友们一起报名加入了夕阳红旅行团，想要走遍大江南北，领略祖国的大好河山。

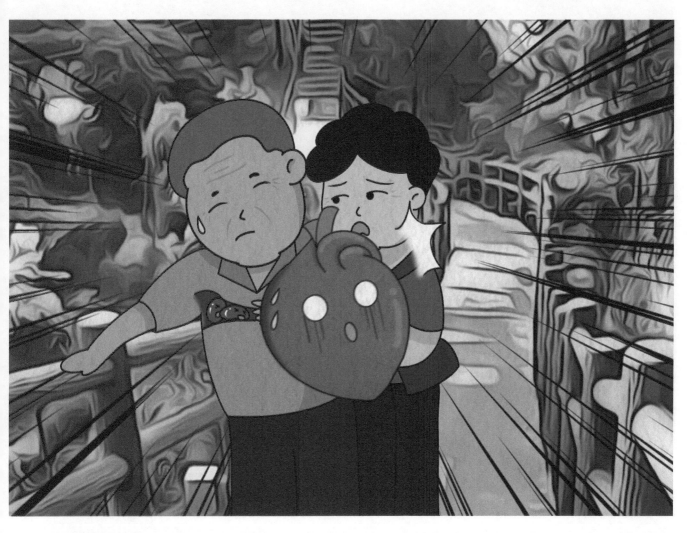

　　在景区游玩时，秀美的景色让人心旷神怡，但老张却大汗淋漓，还觉得胸口又闷又痛，想休息一会儿。

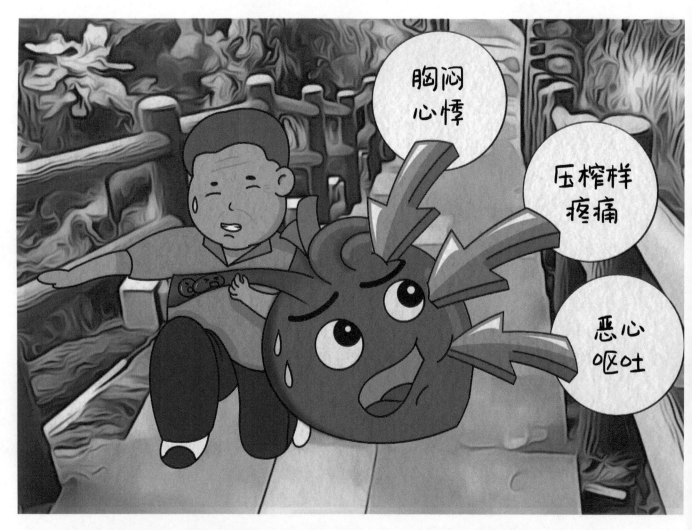

刚想就地休息，老张突然感觉胸痛加剧，让他直接跪倒在地，站不起来。

专业小知识

　　不稳定性心绞痛的主要病因是由于血液中的脂质成分沉积在冠状动脉血管壁上，形成动脉粥样硬化斑块，导致动脉管腔狭窄、心肌供血供氧不足。心绞痛发作时应立即休息，患者一般在停止活动后症状可缓解。

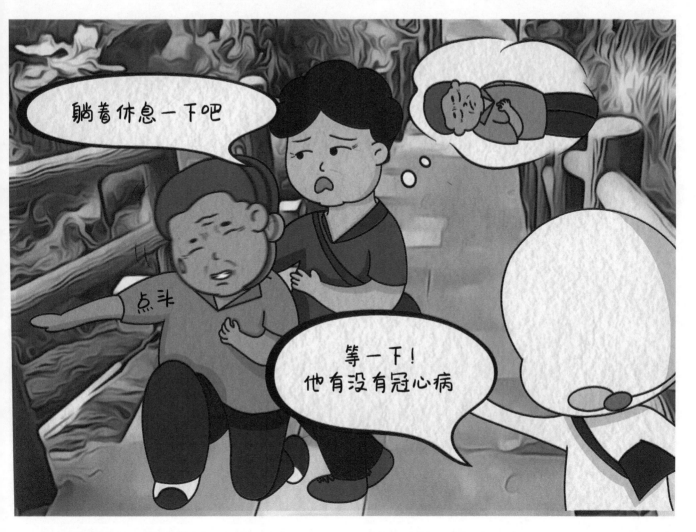

　　同行老友见状扶着老张想让他躺下，导游鹿漫漫立刻奔来制止，他询问老张是否有冠心病，老张点点头。鹿漫漫根据既往病史判断应该是心绞痛发作了。

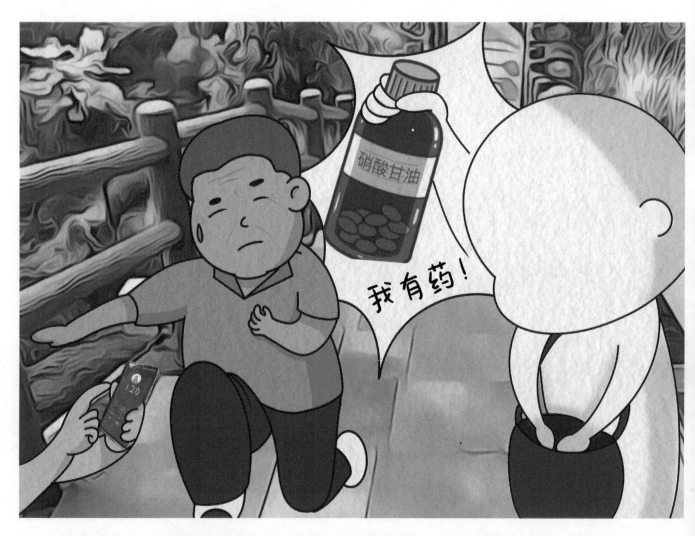

鹿漫漫马上从急救包里拿出救命药"硝酸甘油"，热心朋友也拨打了急救电话。

专业小知识

　　硝酸甘油是一种起效非常迅速的硝酸酯类药物，可使周围血管舒张，外周阻力减小，回心血量减少，心排血量降低，心脏负荷减轻，心肌耗氧量减少，缓解心绞痛。严重贫血、颅内压增高、青光眼患者等忌用。

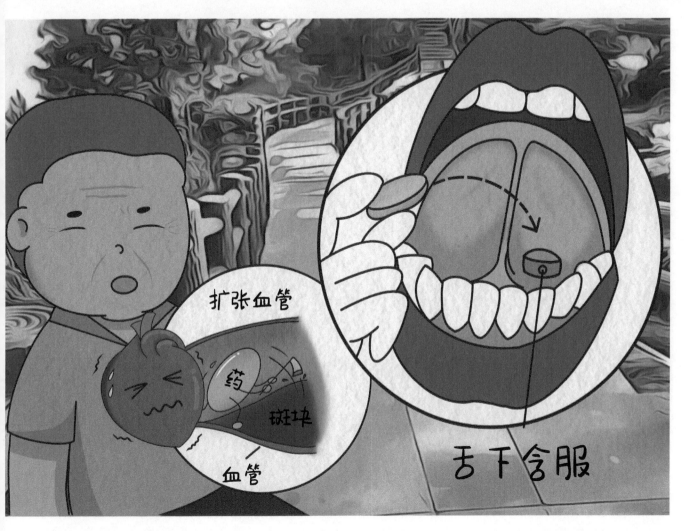

扩张血管

药

斑块

血管

舌下含服

鹿漫漫将 1 粒硝酸甘油片放在老张舌下，让他含服，安慰他不要紧张，药物很快起效。

专业小知识

　　舌下含有丰富的黏膜和血管，药物可直接吸收到血液中发挥作用，有效利用率高，注意服用硝酸甘油片时建议采取坐姿，服用此药物会降低血压，可能会导致大脑供氧不足产生头晕，应避免晕倒造成摔伤。

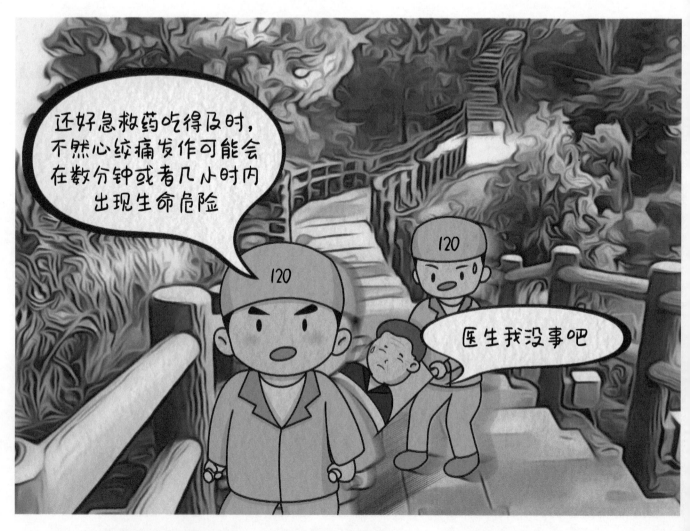

待 120 急救人员赶到后，老张胸痛已有缓解。

专业小知识

　　有研究表明，不稳定性心绞痛发作时，舌下含服麝香保心丸 2 粒也可迅速缓解心绞痛症状，最快 30 秒胸痛开始减轻，大多数患者 5 分钟内胸痛得到有效缓解，其起效时间和作用持续时间均与硝酸甘油相似，如 5 分钟内未缓解可重复给药 1 次。

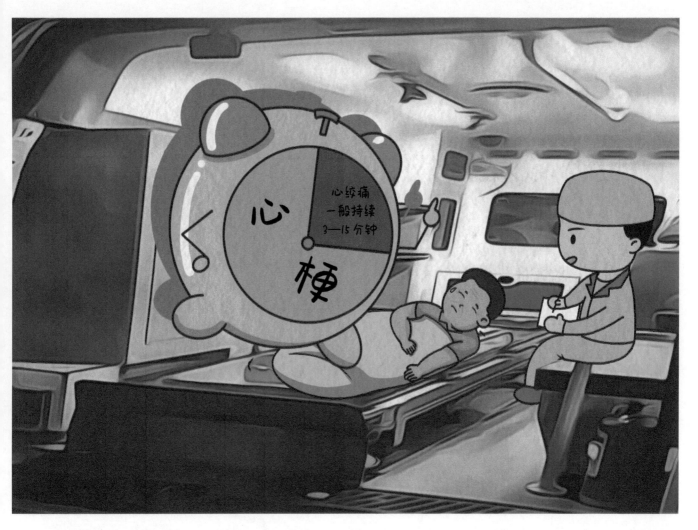

　　在去往医院的路上，医生对老张说：胸痛 15 分钟还没缓解或疼痛加剧，那就高度怀疑是心肌梗塞了，需去医院好好检查。

专业小知识

　　入院后一般予患者冠状动脉造影术以明确诊断；予患者以药物治疗改善心肌缺氧，严重者行经皮冠状动脉介入治疗（PCI）。

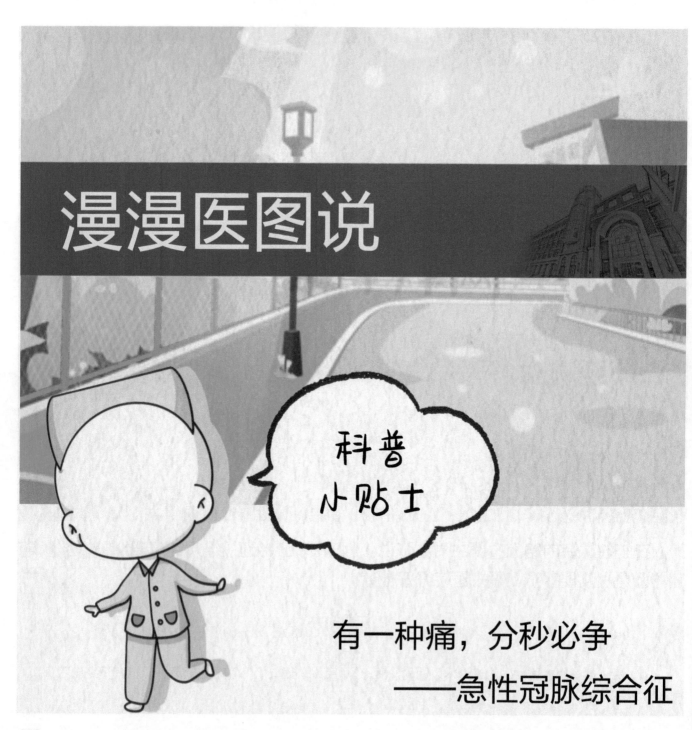

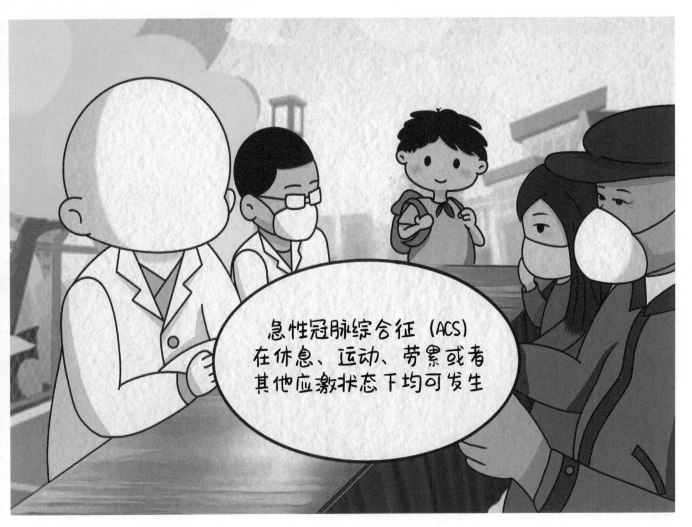

　　冠心病可分为慢性心肌缺血综合征和急性冠脉综合征（ACS），急性冠脉综合征（ACS）分 ST 段抬高型心肌梗死和非 ST 段抬高型心肌梗死。

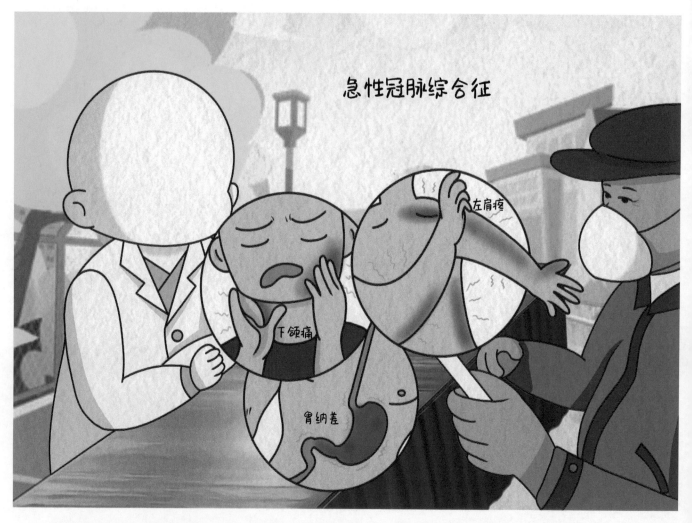

急性冠脉综合征（ACS）的临床表现常见于前胸阵发性压榨性窒息样感觉，主要位于胸骨后，也可由心前区放射至左肩部。部分患者也会出现胃纳差、下颌痛等不典型症状。

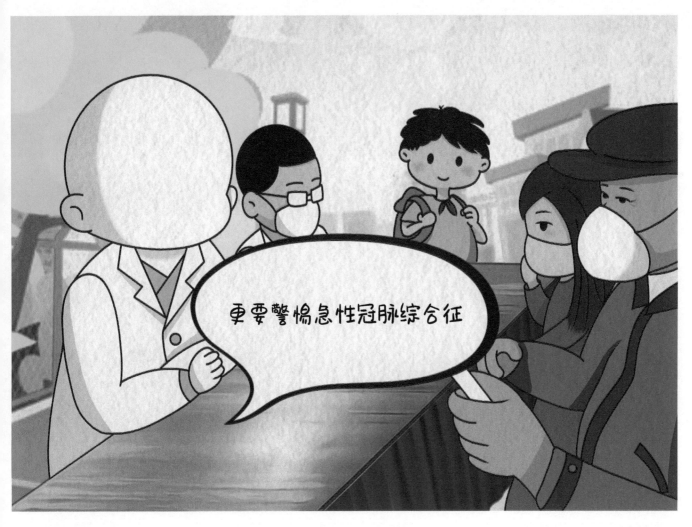

　　时间就是心肌，时间就是生命，急性冠脉综合征（ACS）患者疼痛程度更重，持续时间更长，需及时到二级及以上的医院急诊就诊。

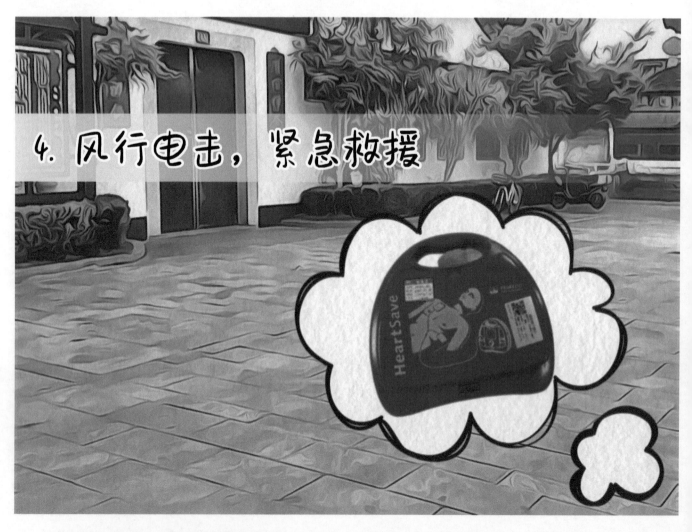

4. 风行电击，紧急救援

　　电击伤是因一定电流或电能量（静电）通过人体引起的体内器官功能障碍或组织烧伤，主要损害心脏，可发生电休克，甚至心跳呼吸骤停。

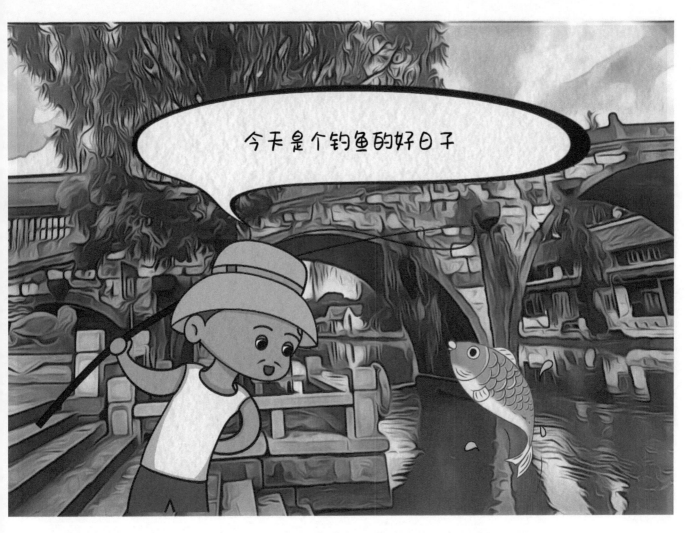

李伯伯这几天钓鱼收获颇丰，今天又找了个好地方准备露一手。

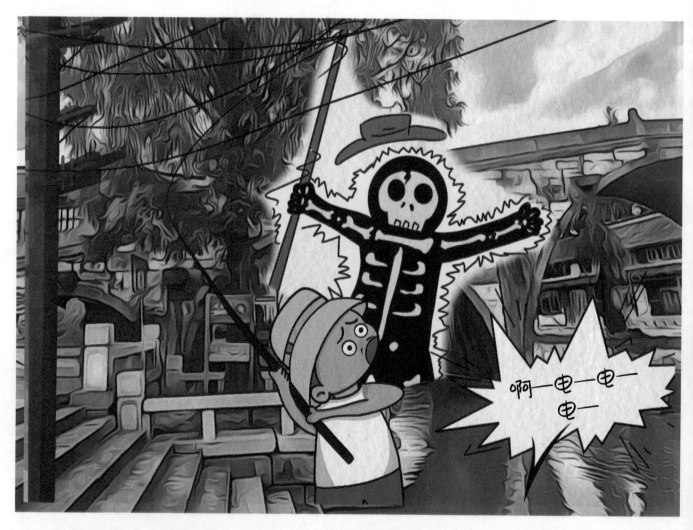

　　李伯伯用力一甩渔竿，不料鱼线一下子甩到了高压线上，他瞬间感觉一股强大电流贯穿全身。

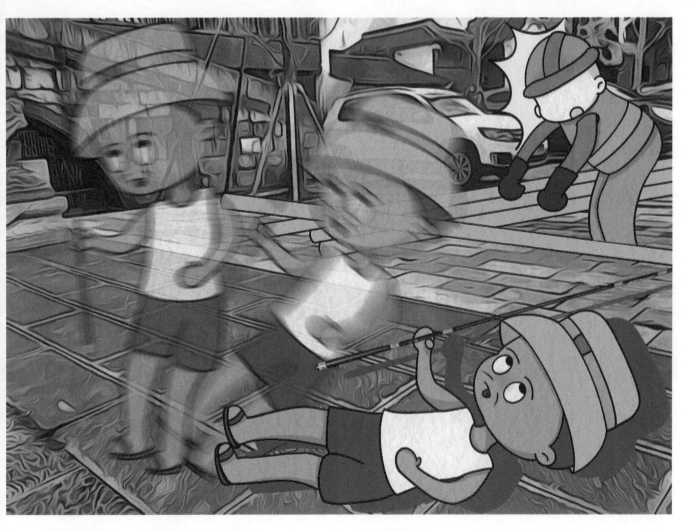

　　身体感觉一阵剧烈疼痛伴麻木后，李伯伯猛地倒地，恰巧被不远处的施工人员鹿漫漫看到。

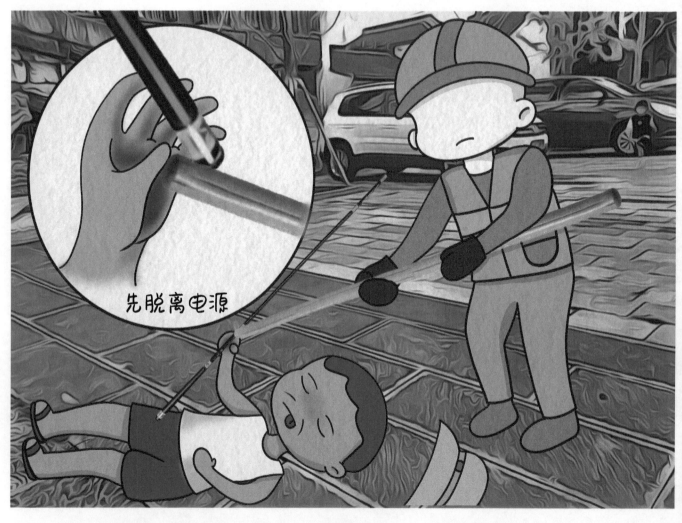

先脱离电源

　　千钧一发之际，鹿漫漫拎起一根干燥的木棍，飞速跑到李伯伯身边，将他手中的渔竿挑落在地。

专业小知识

　　对触电者施救时，切不可盲目用手直接接触电线或触电者，以防急救人员触电，应该用绝缘物体将电线拨开使触电者脱离电源，还可用干燥的木板垫在触电者身下，使其与地绝缘。

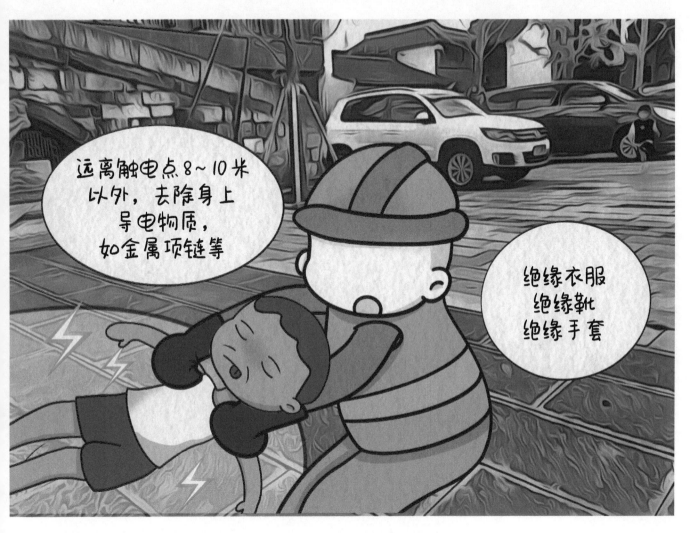

鹿漫漫穿着一身绝缘装备，迅速将李伯伯拖离危险区。

专业小知识

当遇到电线掉落时，即使不确定电线是否带电，也要与电线掉落点保持 8～10 米的安全距离，若刚好处于电位辐射区，应以单脚跳的方式迅速离开，防止跨步电压产生电流威胁生命。

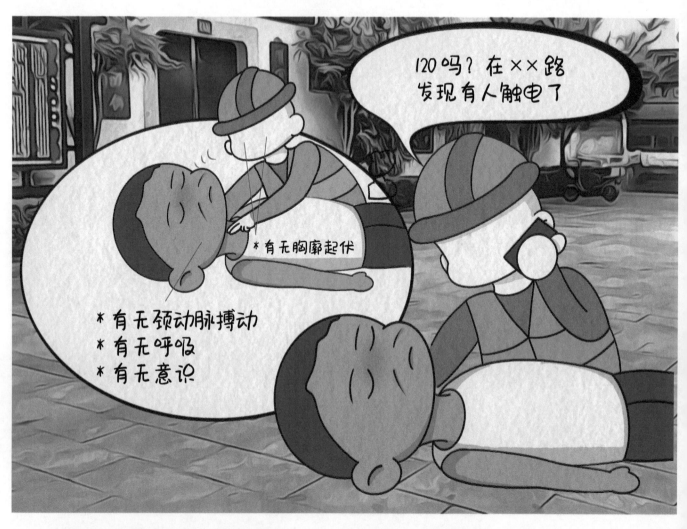

　　鹿漫漫发现李伯伯心跳呼吸骤停了，立即拨打急救电话，并立即开始做心肺复苏术。

专业小知识

　　电击造成严重伤害时，多数会呈现"假死"状态，有触电者经连续长时间抢救而获得成功案例，所以抢救及时并坚持救治对触电患者意义重大，在医务人员到场前，切不可放弃抢救。

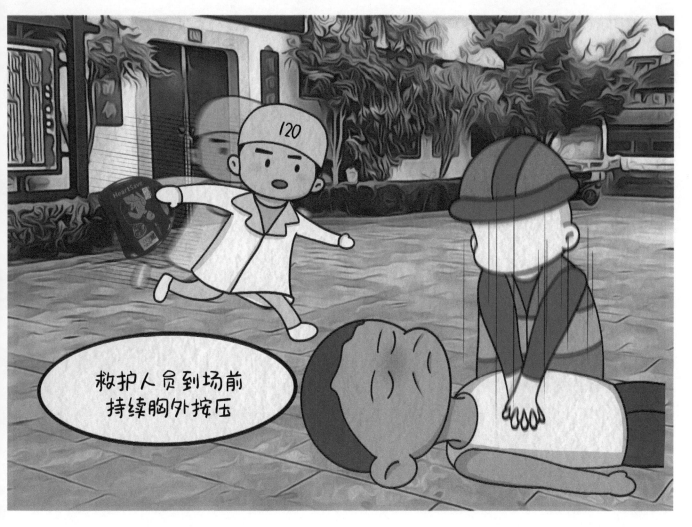

持续几轮心肺复苏术后，120急救人员赶来，还携带了自动体外除颤仪（Automated External Defibrillator，AED）。

专业小知识

　　自动体外除颤器（AED）又称自动体外电击器、自动除颤器等，是一种便携式的医疗设备，它可以诊断特定的心律失常，并且给予电击除颤，是可被非专业人员使用的，用于抢救心脏骤停患者的急救设备。

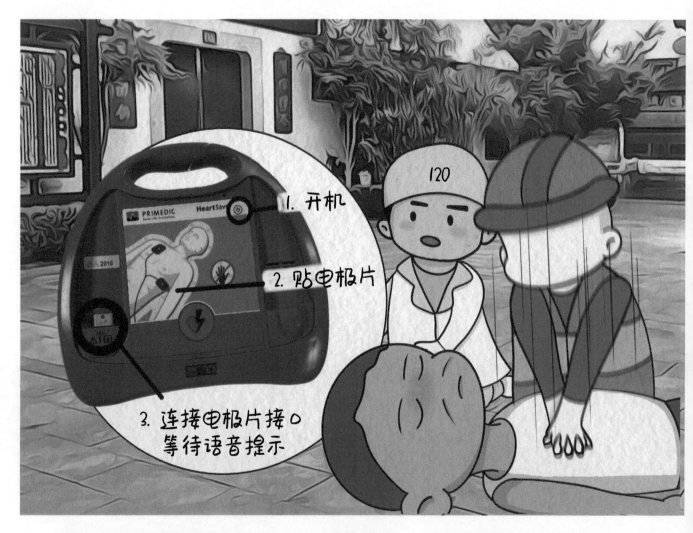

1. 开机

2. 贴电极片

3. 连接电极片接0
等待语音提示

　　急救人员见李伯伯还未恢复自主心跳和呼吸，立即打开自动体外除颤器（AED）准备除颤。

　　根据语音提示操作，AED连接电极片后暂停胸外按压，等待机器分析结果，AED会提示可除颤。

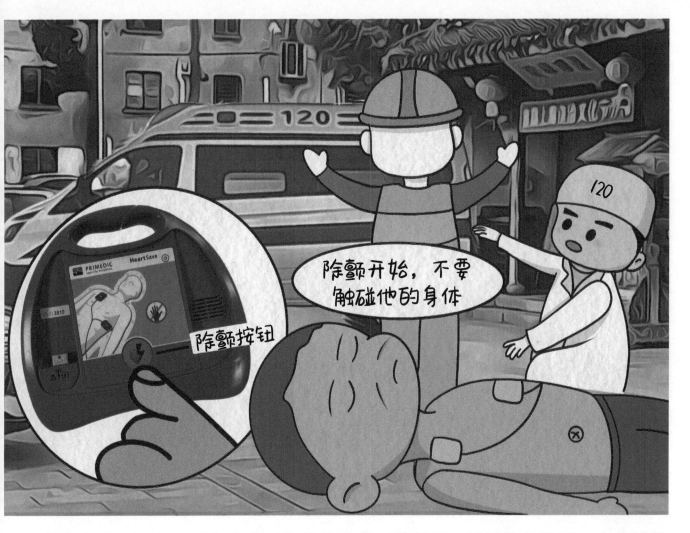

充电完成，医生让所有人离开李伯伯身旁，除颤后，持续胸外按压，李伯伯终于恢复了心跳呼吸，在急救人员的护送下去医院进一步完善检查治疗。

专业小知识

除颤时需去除患者身上的金属物品，保持皮肤清洁干燥，如果 AED 提示不可除颤，需要继续进行心肺复苏，2 分钟后再进行判断。

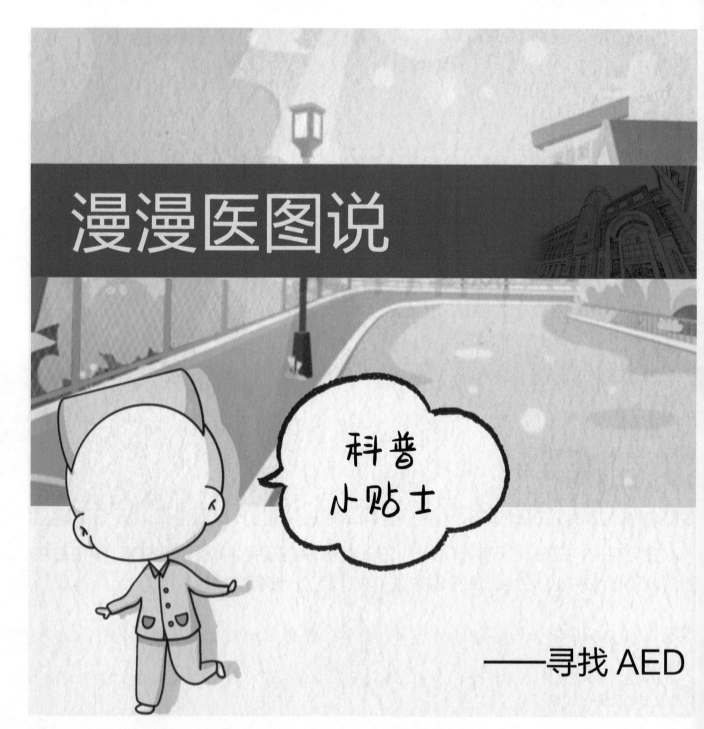

漫漫医图说

科普
小贴士

——寻找 AED

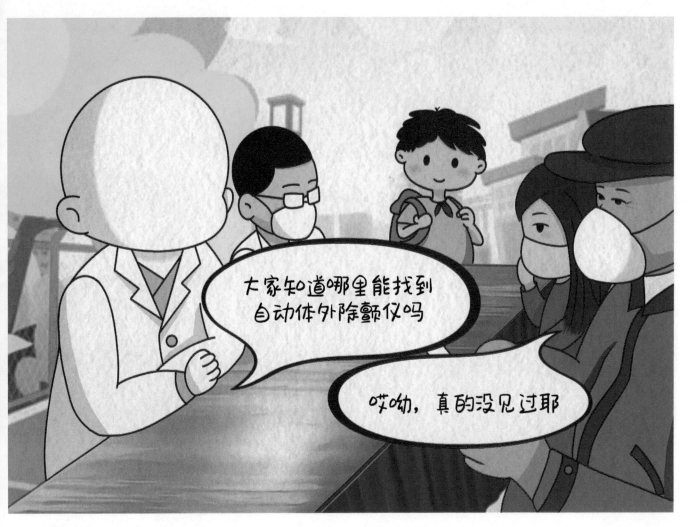

　　随着自动体外除颤仪（AED）的普及，急救成功率也在逐步上升，了解并且学会 AED 的使用方法，可以在关键时刻挽救生命。

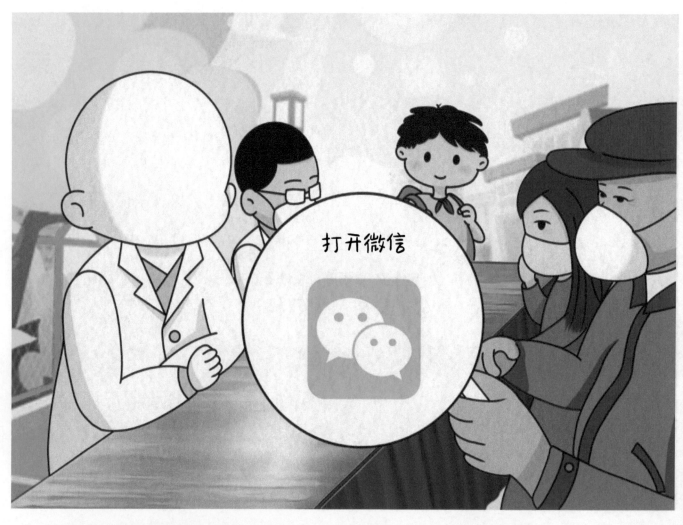

如果急救现场需要自动体外除颤仪（AED），可以打开微信寻找 AED 所在位置。

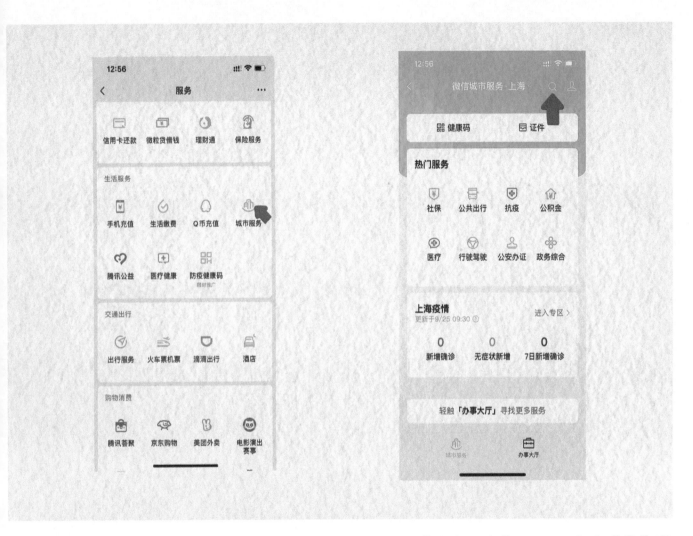

如图所示：微信→我→服务→生活服务→进入"城市服务"页面，点击"Q"进行搜索。

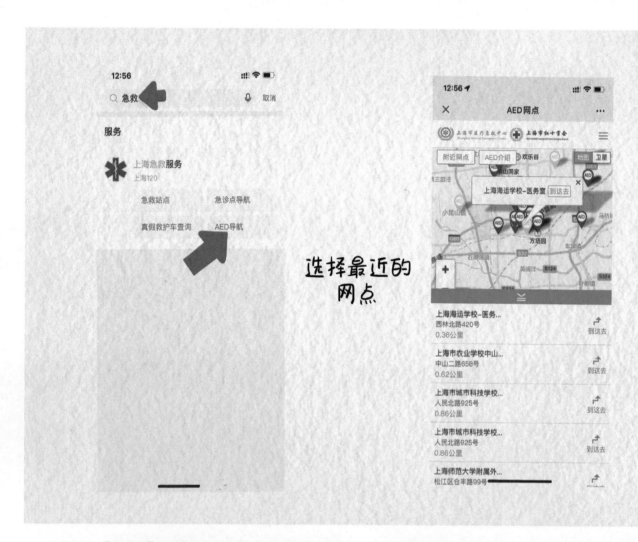

选择最近的网点

输入"急救"可见右下角"AED"导航，选择就近点即可，作为急救设备，目前很多大型公共场所、车站、公园和学校都有配备 AED。

自动体外除颤仪（AED）使用简单安全，除颤每推迟 1 分钟，存活率就降低7%～10%，因此，心肺复苏术与 AED 的早期配合使用，是抢救心跳呼吸骤停病人最有效的手段。

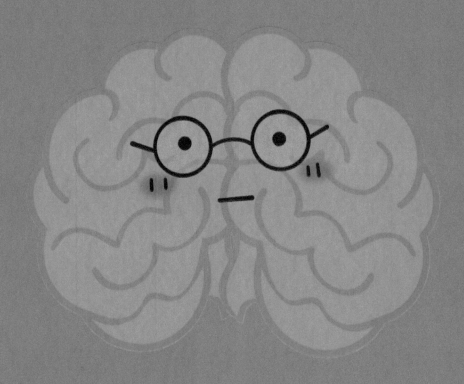

五、"头"等大事

大脑作为人类的指挥官，几乎所有活动都受到大脑的支配，大脑组织及功能受损带来的危害大部分是不可逆的。

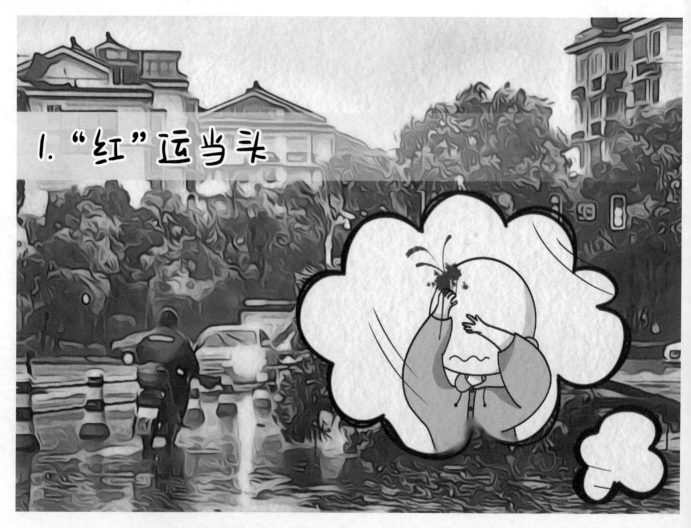

1. "红"运当头

　　头皮损伤是原发性颅脑损伤中最常见的一种，它的范围可从轻微擦伤到整个头皮的撕脱伤，其意义在于医生据此可判断颅脑损伤的部位及轻重。头皮损伤往往都合并有不同程度的颅骨及脑组织损伤，可成为颅内感染的入侵门户，引起颅内的继发性病变。

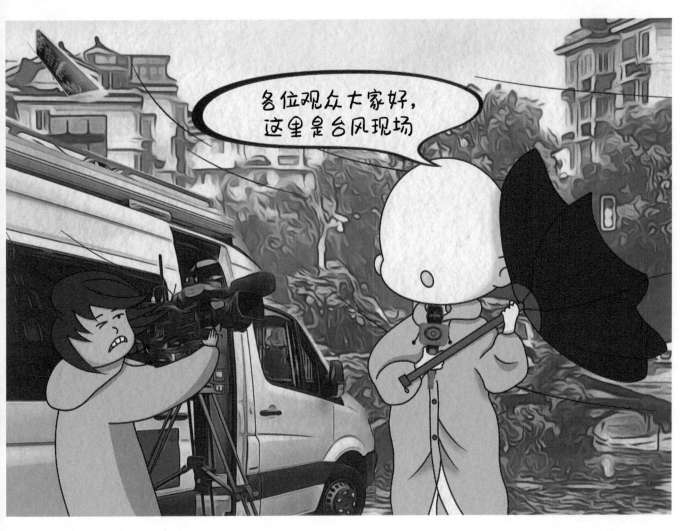

"各位市民朋友们好，1号台风'露丝'于今晨抵达我市，本台记者鹿漫漫现场为您播报……"

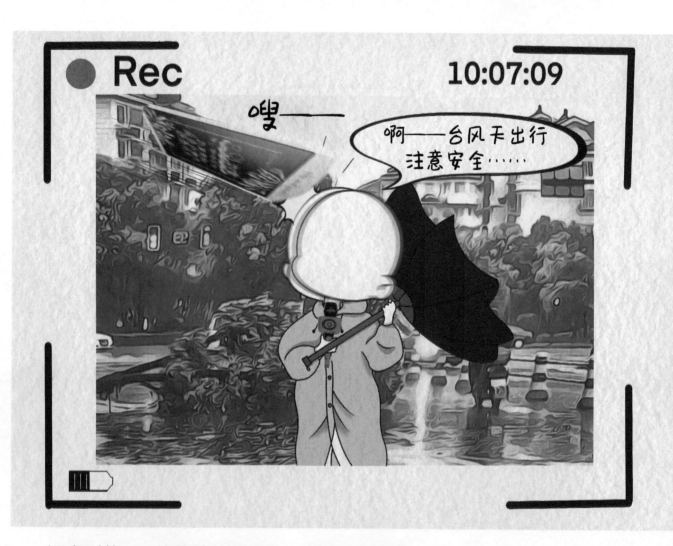

话音刚落，一块招牌从天而降，砸懵了鹿漫漫。

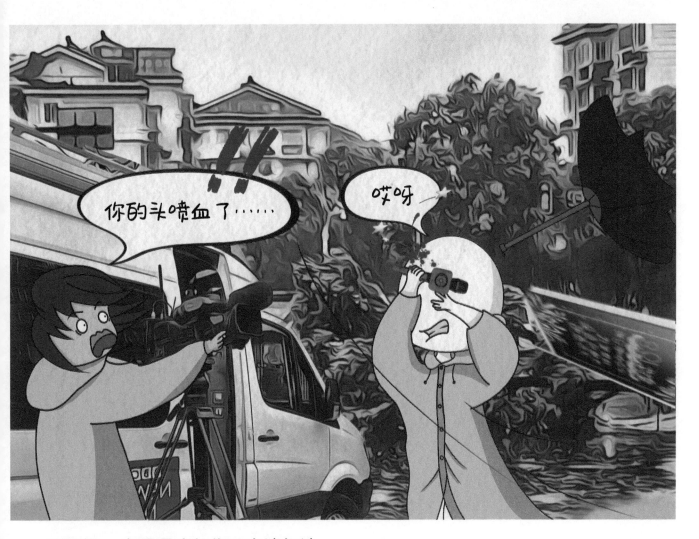

剎那间，鹿漫漫头部伤口血流如注。

专业小知识

　　血管破裂后不易自行闭合，若不及时按压止血，任其发展可能会导致失血性休克。失血性休克多指短时间内机体出血量超过人体总血量的 20% 后出现的休克综合征，临床表现为皮肤苍白、冰凉、湿冷，心动过速（严重心动过缓），呼吸急促，神志改变，血压下降等。

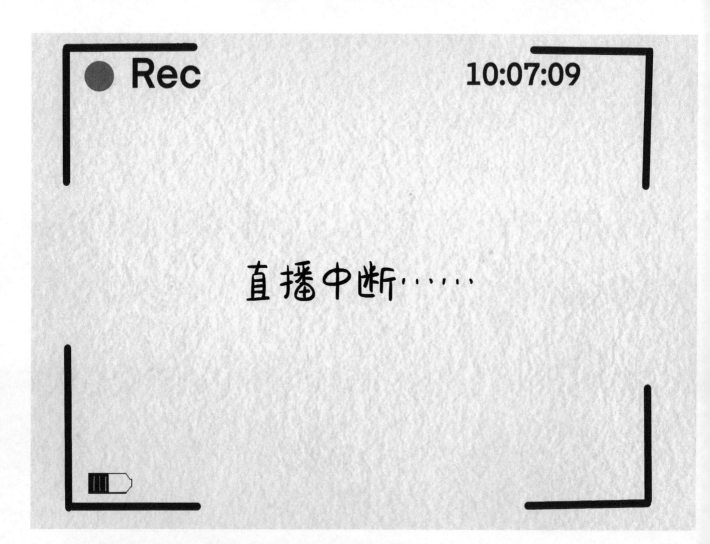

● Rec 10:07:09

直播中断······

因为突发状况，鹿漫漫不得不暂停现场直播。

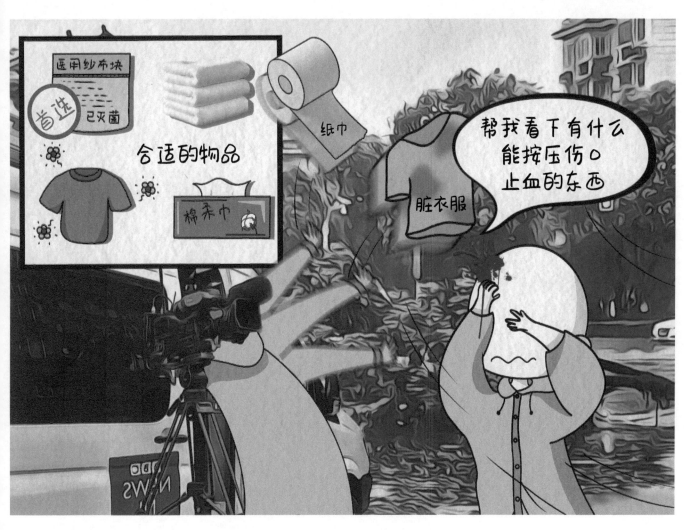

同事着急忙慌地为他寻找适用于按压伤口的物品。

专业小知识

　　选择物品包扎时，首选无菌纱布或棉垫，还可用干净物品替代，不洁或潮湿的物品易对伤口造成污染，继而引发感染。纸巾常被人们用来紧急压迫伤口，但遇水即溶的纸巾遇到血液后易黏附于伤口内，会增加后期清理伤口的难度。

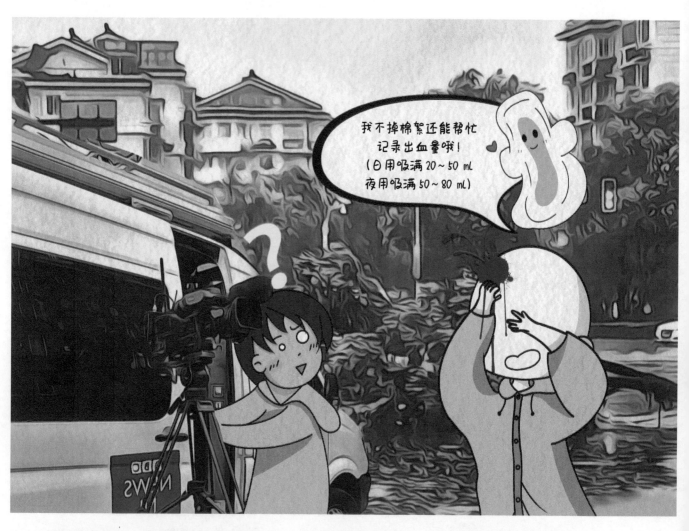

寻找未果，鹿漫漫询问同事车上是否有卫生巾，赶快拿来按压伤口。

专业小知识

　　紧急情况时可用相对干净的卫生巾，作为暂时性止血敷料，还可根据卫生巾的吸血量推算头部出血量。

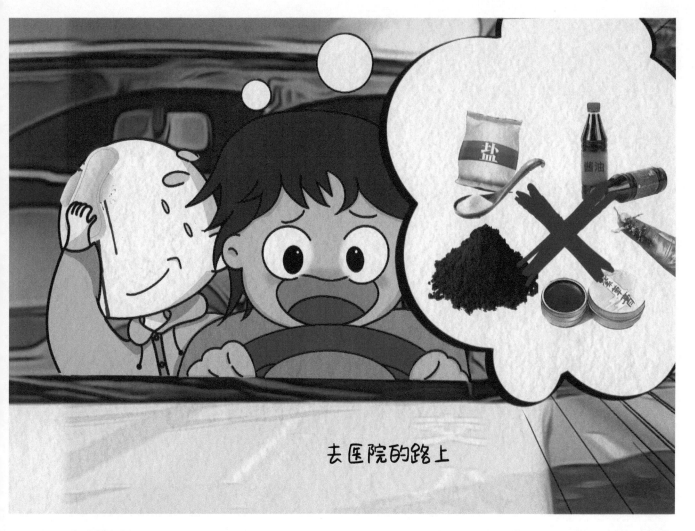

去医院的路上

　　鹿漫漫按着伤口赶往医院。途中，同事说起了那些止血的"土办法"，却被鹿漫漫告知不合理。

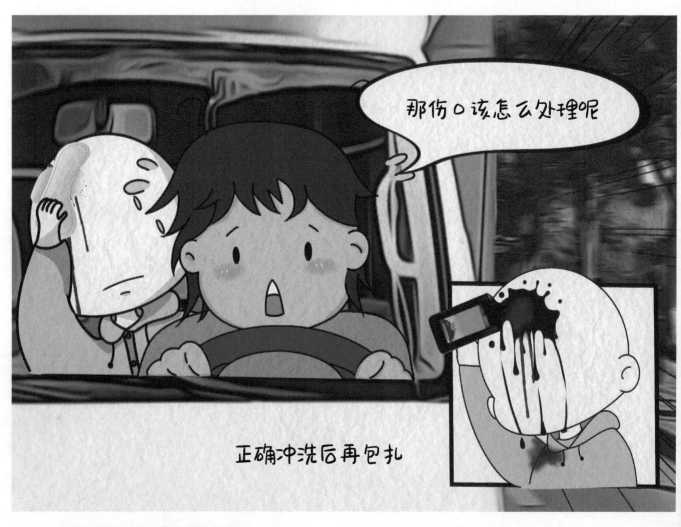

正确冲洗后再包扎

鹿漫漫告诉同事正确处理方式。

专业小知识

　　如果伤口污染严重且有异物，需第一时间冲洗伤口，清理异物，有条件者用安尔碘消毒液冲洗消毒后再行按压，因为头部血液供应极为丰富，污染的伤口极易引发感染。

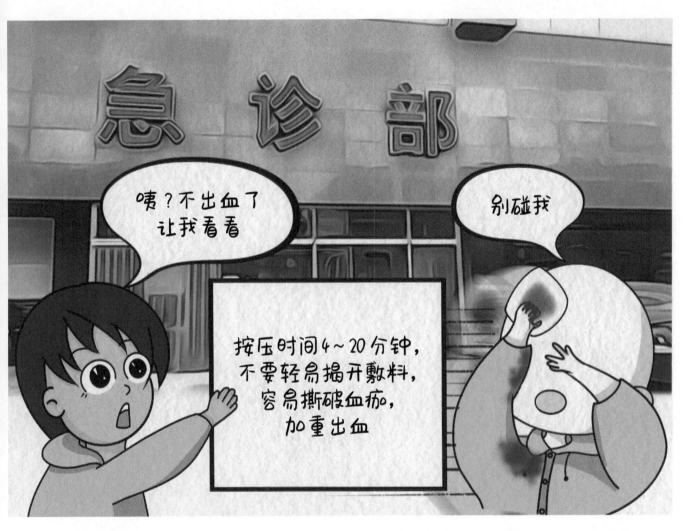

　　到了医院急诊室，同事见鹿漫漫的伤口血液不再渗出，好奇之余也感叹鹿漫漫对伤口的处理得当。

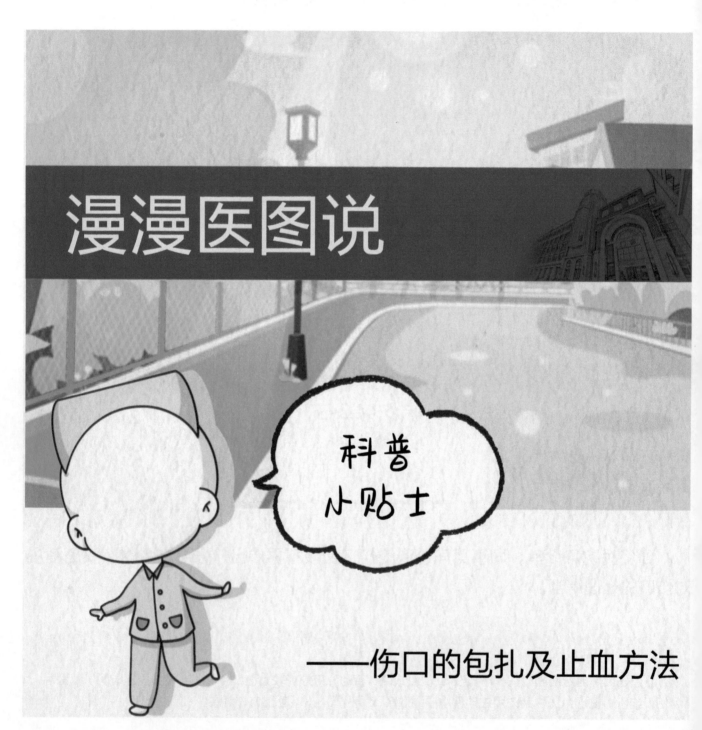

漫漫医图说

科普
小贴士

——伤口的包扎及止血方法

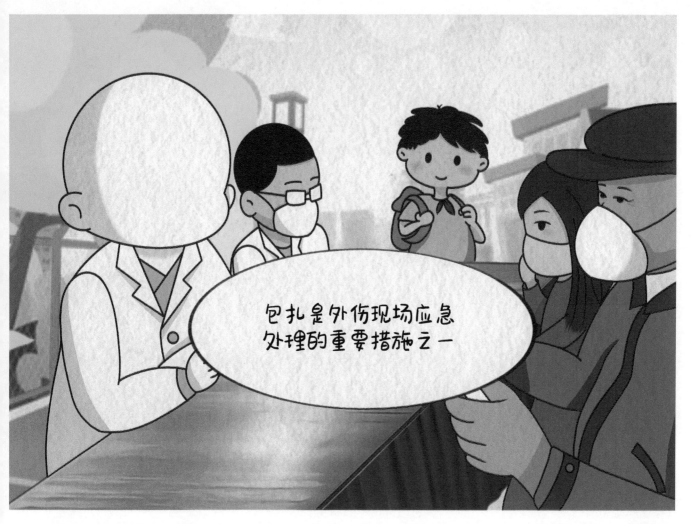

　　如果人体发生大量失血，则组织器官处于严重缺血状态，可导致休克。而包扎可以达到压迫止血、减少感染、保护伤口、减少疼痛以及固定敷料和夹板的目的。根据出血不同部位、出血情况，采用不同的的包扎方法。以下肢包扎为例，谈谈包扎的注意事项。

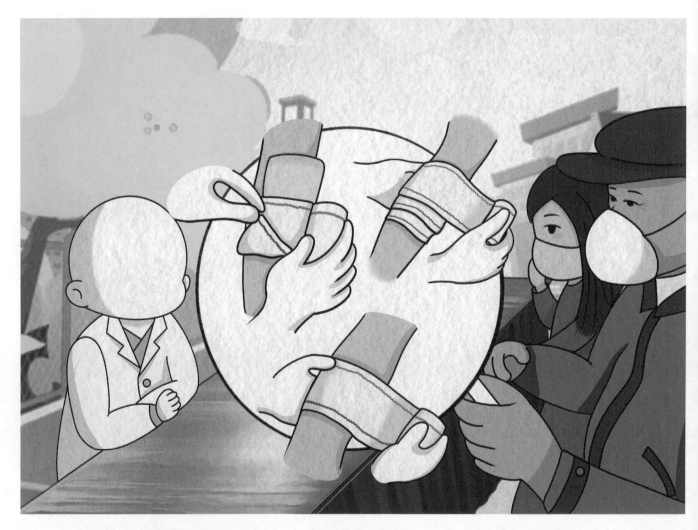

　　包扎前应了解有无内在损伤，有无合并骨折。包扎时需要讲究技巧，如果包扎松散，起不到固定、止血作用，相反，包扎得太紧，也有可能造成机体新的损伤，影响血液循环，可出现肢体肿胀，或苍白、发绀、发冷、麻木等表现。如不及时放松重新进行恰当的包扎，就有可能造成肢体缺血、坏死。

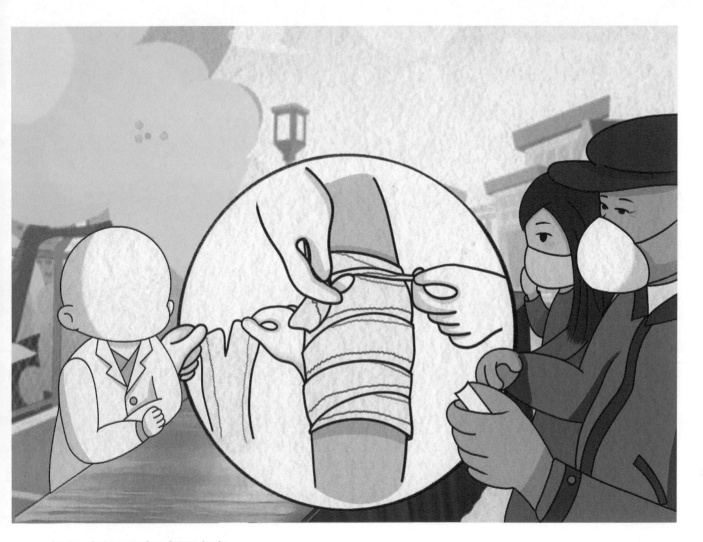

包扎完毕固定时需注意：

1. 不可在受伤面和炎症部位打结；

2. 不可在关节面或骨突处打结；

3. 不可在受压部位或肢体内侧打结；

4. 不可在常摩擦处打结。

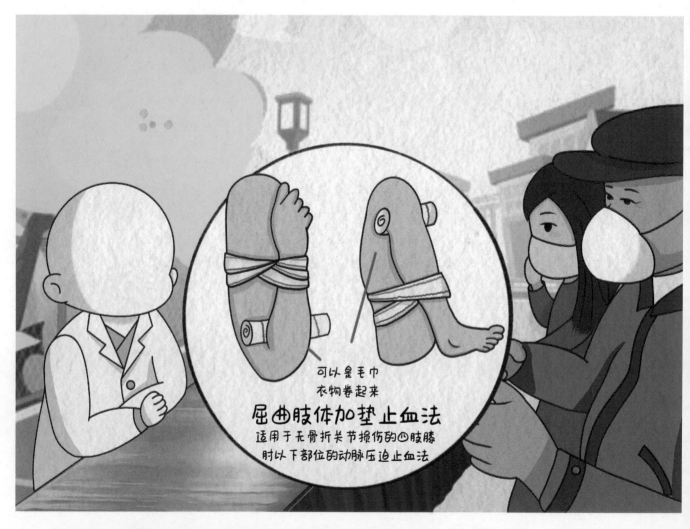

可以是毛巾
衣物卷起来

屈曲肢体加垫止血法

适用于无骨折关节损伤的四肢膝
肘以下部位的动脉压迫止血法

　　遇到出血量较大时，屈曲肢体加垫止血法可以更有效地止血，缠绕松紧以出血停止、远端摸不到动脉搏动即可，需要 20 分钟放松一次，每次 1～3 分钟，不超过 3 小时，不然也会造成四肢血液循环受阻而出现缺血缺氧，甚至组织坏死。

2. 与时间赛跑的"脑细胞"

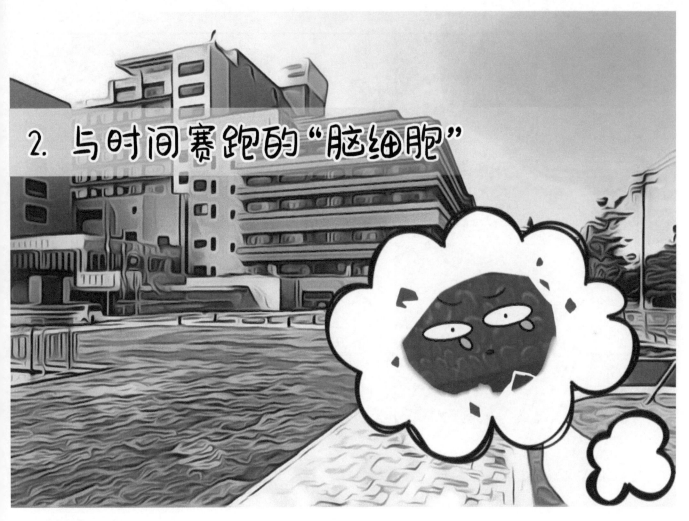

　　脑卒中又称"中风"，是一组由于脑部血管突然破裂或因血管阻塞，导致血液不能流入大脑而引起脑组织损伤的急性脑血管疾病。脑卒中具有发病率高、死亡率高和致残率高的特点。

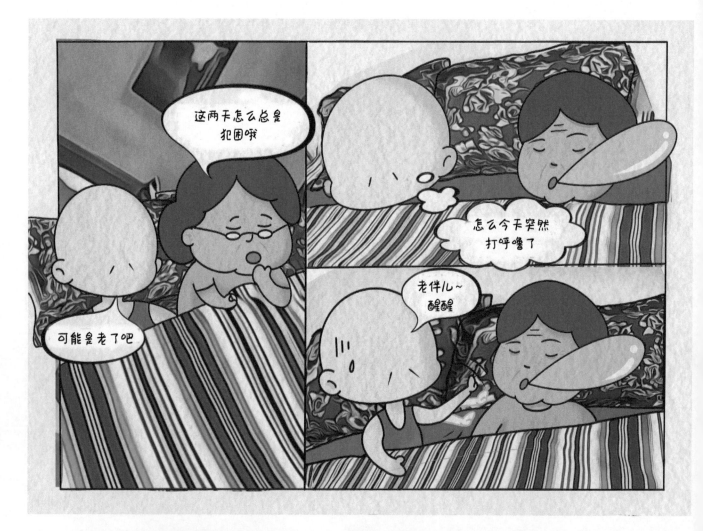

入睡后，鹿漫漫被老伴突如其来的呼噜声吵醒，他试图唤醒老伴，但鼾声依旧。

专业小知识

　　脑卒中常见的发病预兆：整天昏昏欲睡，处于嗜睡状态；全身乏力，肢体软弱无力；与平时表现不同的头痛、头晕；肢体麻木。

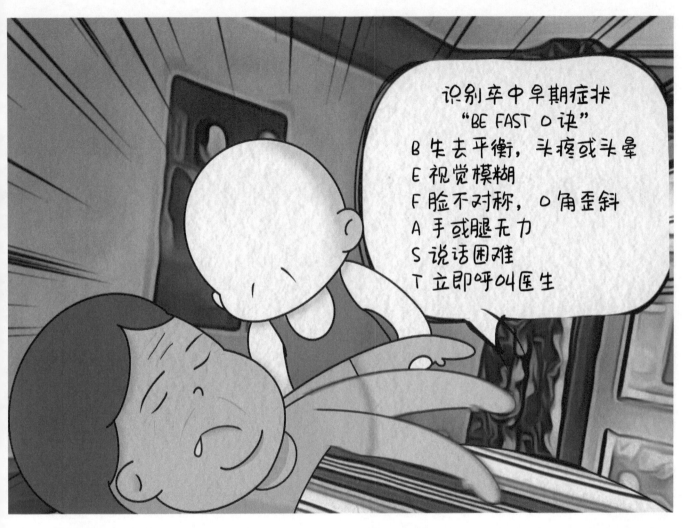

　　鹿漫漫见老伴唤不醒，忙起身查看，见老伴口角歪斜，立刻意识到老伴可能"中风"了。

专业小知识

　　卒中与睡眠呼吸障碍关系密切，常见的睡眠呼吸障碍为呼吸睡眠暂停，俗称鼾症，卒中并发睡眠呼吸障碍时血氧饱和度降低，进一步降低脑血流量，导致卒中症状进一步加重，急性出血性卒中常出现呼吸的改变，如深而大的鼾声呼吸。

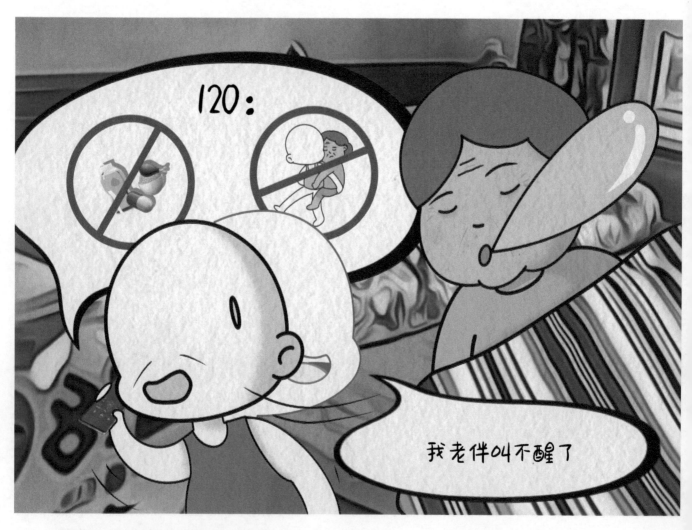

鹿漫漫立即拨打了急救电话。

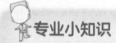

　　卒中的救治需要争分夺秒，一旦发生，即刻拨打 120，快速送医院救治。

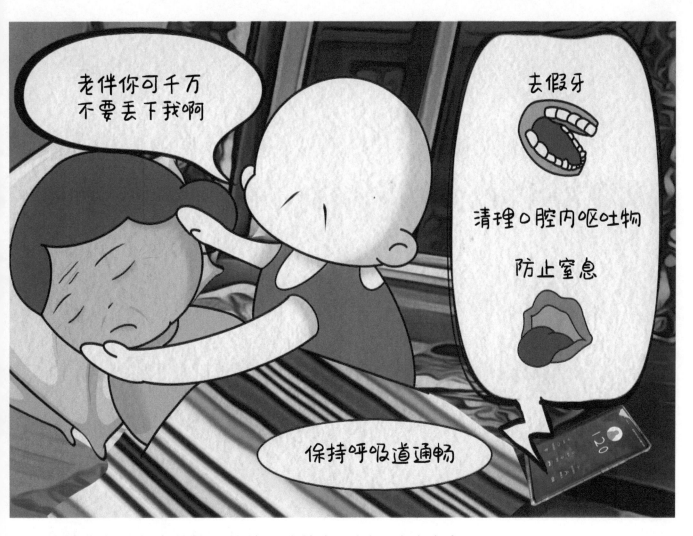

鹿漫漫急忙帮老伴摆正体位，头偏向一侧，防止窒息。

专业小知识

　　脑卒中患者因为中枢神经系统功能障碍，会引起呼吸驱动依赖的支配上气道的神经活动减弱，导致患者舌根松弛、后坠及咽喉和软腭肌肉功能失调，从而产生不同程度的张力松弛和肌肉塌陷。等待救援的过程中，对于意识不清的脑卒中患者，可将头偏向一侧保持呼吸道通畅。

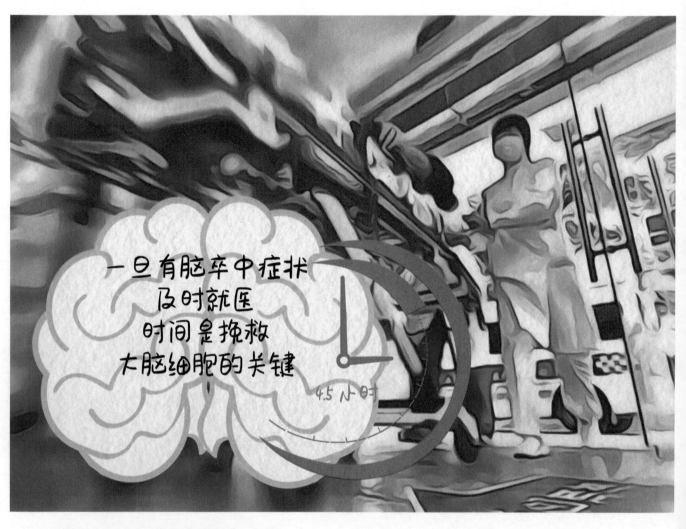

急救人员及时将老伴送到医院。

为避免延误治疗，家属在就医前需提前了解患者症状开始时间（若于睡眠中起病，应以最后表现正常为发病时间），近期患病史、用药史，及时告知急诊医生。

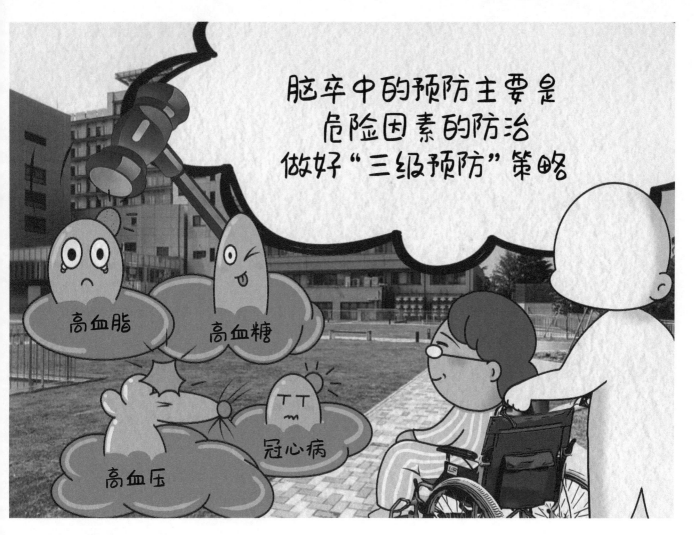

经过医院治疗后，老伴逐渐康复。

专业小知识

一级预防：是指通过生活方式的改变和控制危险因素的发生来预防脑卒中的发生；

二级预防：是指在脑卒中发生后及时干预，防止再次发生；

三级预防：是指对已经发生脑卒中的患者进行康复治疗和护理，减少后遗症和残疾。

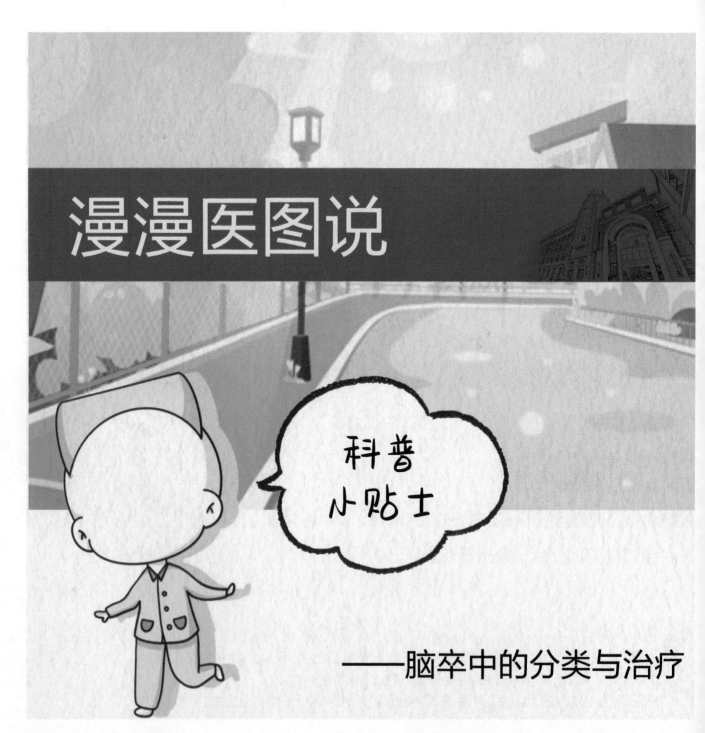

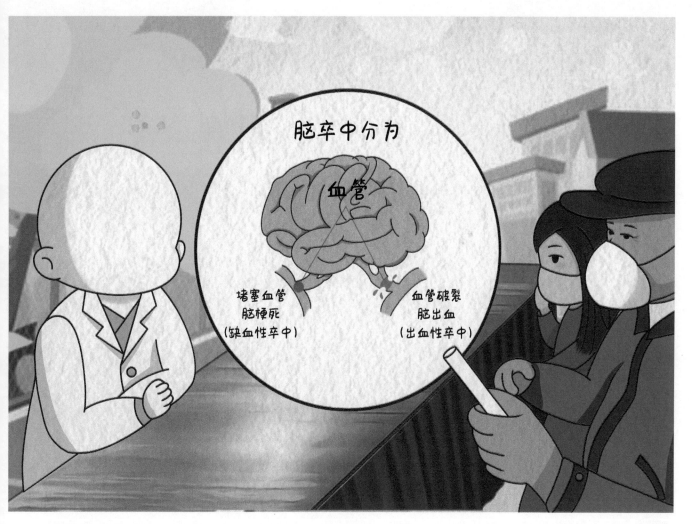

脑卒中可以分为缺血性卒中和出血性卒中，其中缺血性卒中占比约80%，通常由血栓形成或栓塞引起，如脑梗塞等；出血性卒中占比约20%，通常由血管破裂引起，如蛛网膜下腔出血、脑出血等。头颅CT平扫可明确诊断，头颅核磁共振成像对早期脑梗死的诊断敏感性达到88%~100%。

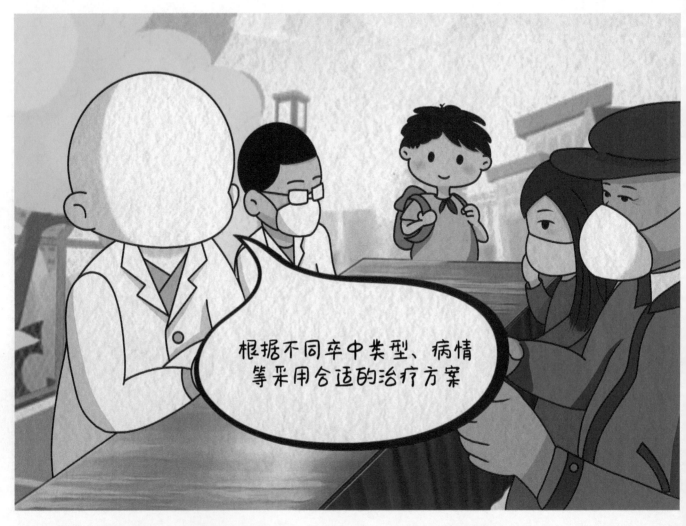

　　出血性脑卒中：根据出血部位、出血量、病因等选择保守治疗、开颅手术或介入手术等。

　　缺血性脑卒中：根据发病时间、病因、部位等选择溶栓治疗或动脉取栓、药物治疗等。

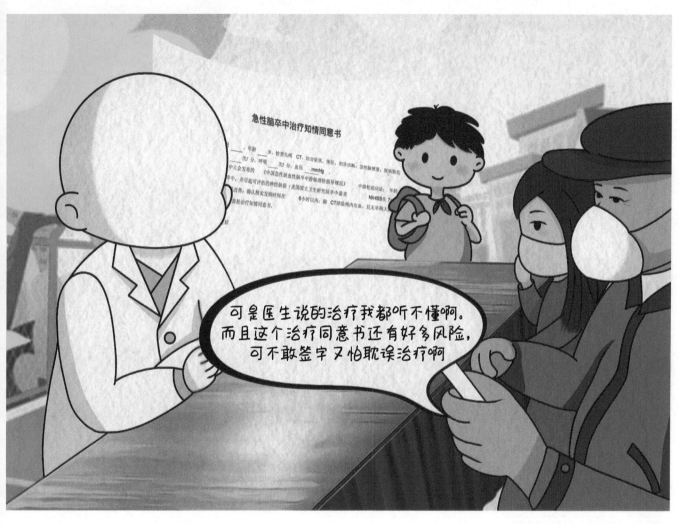

　　静脉溶栓是治疗急性缺血性脑卒中的关键，对于恢复缺血半暗带区供血、挽救患者神经功能及改善预后十分重要。在紧张的医疗环境下，部分家属缺乏脑卒中及溶栓相关知识，会延误家属同意溶栓决策的时间，进而影响脑卒中的治疗时间窗口和患者预后。

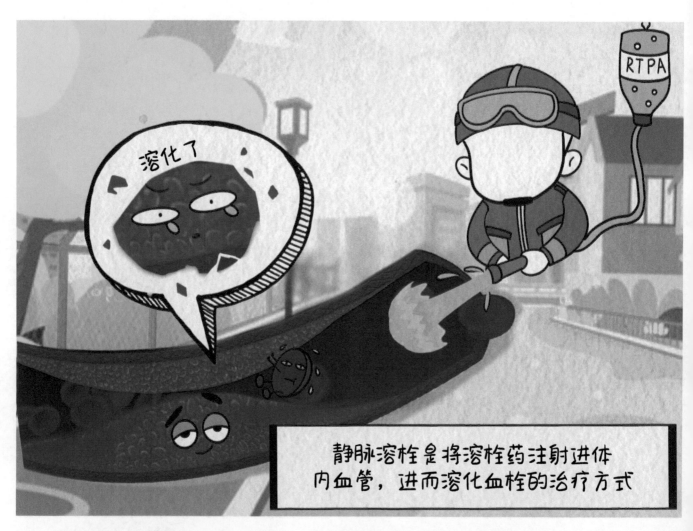

静脉溶栓是将溶栓药注射进体内血管，进而溶化血栓的治疗方式

　　在出现症状后的 3～4 小时内（最佳时间）经静脉注射溶栓药物，是缺血性脑卒中的治疗方法之一。某些情况下，可适当延长治疗窗口期至 4.5～6 小时。该药物通过溶解血栓达到恢复血液流动的目的，有禁忌症患者除外（由医生进行专业的评估）。

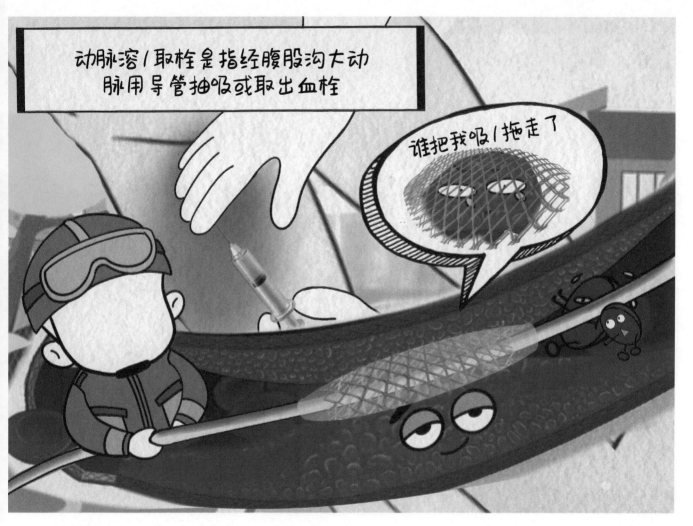

　　动脉溶栓与动脉机械取栓、抽吸切除术，均属于经腹股沟的有创操作。动脉溶栓开始前需要行脑血管造影，精准地将微导管送至栓塞部位，药物直接作用于此。前循环中有大血管闭塞，且符合标准的患者，可选择抽吸式血栓切除术或支架取栓术。

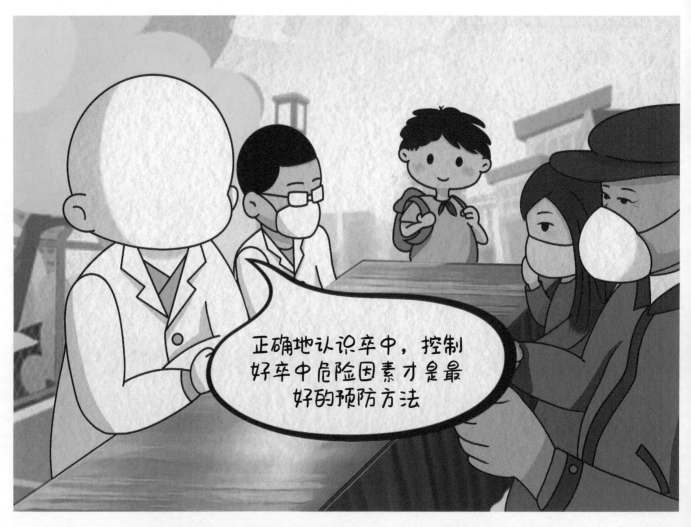

　　脑梗死的治疗除了促进神经功能的恢复外，更重要的是为了预防未来卒中事件的发生。因此，早期卧床患者应坚持肢体关节活动度的训练，后期可借助器械进行站立、体位转移等运动，如果没有禁忌症或者严重并发症的患者，需要遵医嘱长期服用药物，如抗凝药、抗血小板药、降血脂药、降压药等。定期医院随访，监测各项指标。

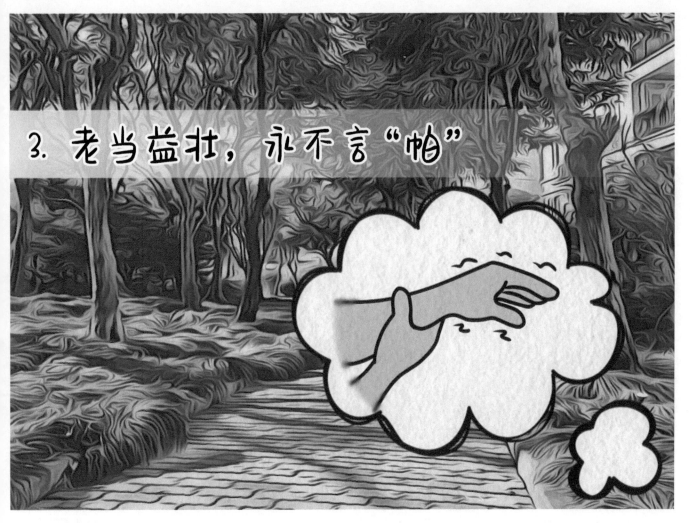

3. 老当益壮，永不言"帕"

　　帕金森病是一种常见于中老年人，以中脑黑质多巴胺神经元进行性退变为主、多系统受累的缓慢进展的神经系统退行疾病。主要临床表现分为运动迟缓、静止性震颤、肌肉僵硬及姿势步态障碍的运动症状，还有认知情绪障碍、睡眠障碍、二便异常、疼痛和疲劳等非运动症状。

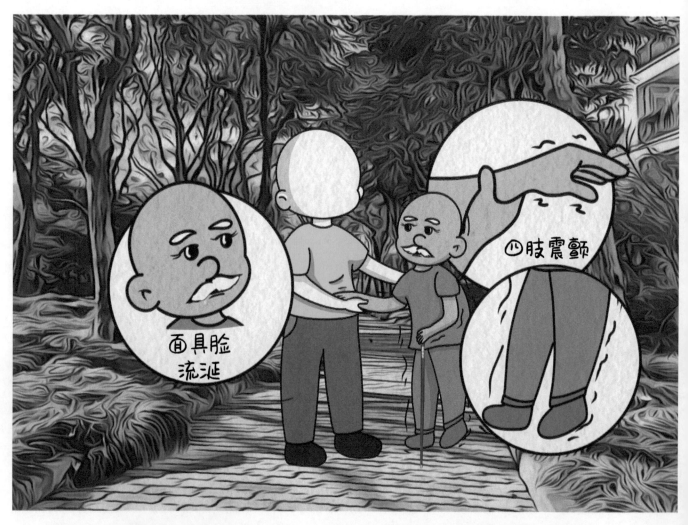

　　李伯伯自患上帕金森病后，便很少出门。今天在儿子鹿漫漫的鼓励下，一起出门散步。

专业小知识

　　帕金森病患者因自身形象的改变及行动异常，让患者产生自卑心理，不愿出门。帕金森病的症状复杂多样，常导致多种不同程度的功能障碍，严重影响患者的日常生活，造成生活质量下降和工作能力丧失。

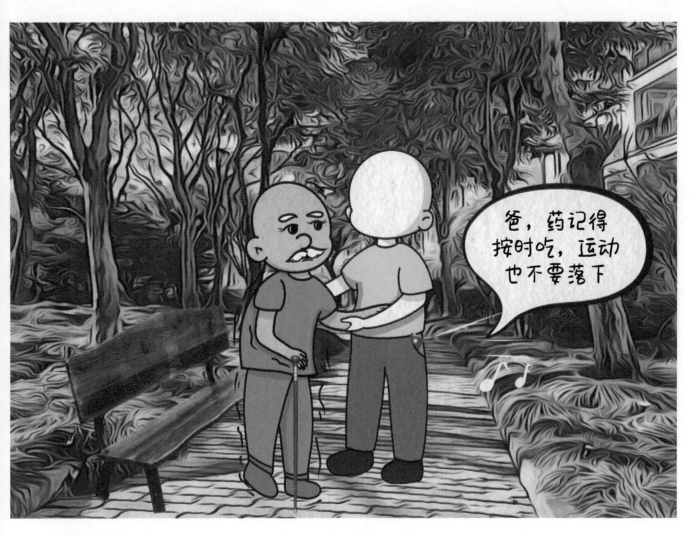

鹿漫漫扶着李伯伯走了一会，突然的电话声打断了父子俩的谈话。

专业小知识

　　在药物治疗的基础上，适当的锻炼有助于延缓肢体挛缩、关节僵直等症状，改善各种功能障碍，最大限度地延缓疾病进展。

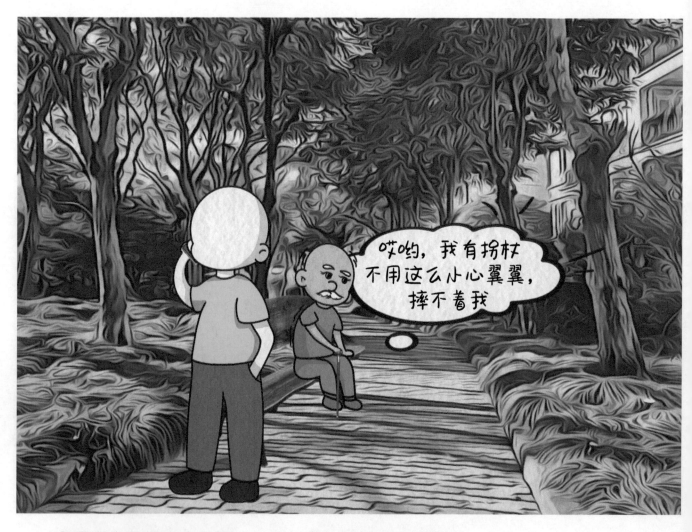

鹿漫漫安置父亲坐在椅子上后，着急地接起了电话。

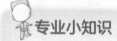　　帕金森病患者往往会出现功能障碍、步态异常，但是患者及照护者有时并未意识到潜在的跌倒风险。

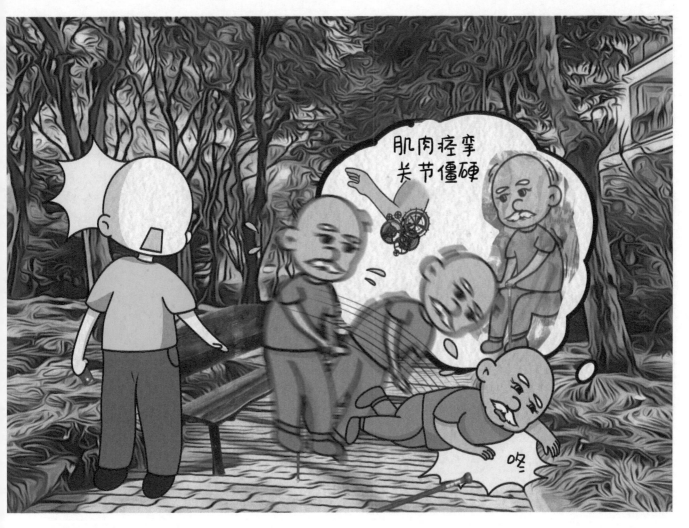

　　李伯伯突然想上厕所，但不想打扰儿子工作，便拄着拐杖，自行起身，只听"哐当"一声，李伯伯摔倒在地上，动弹不得。

专业小知识

　　帕金森病患者因肌张力高，可出现铅管样强直和齿轮样强直，日常表现为卧起困难、转弯或绕过障碍物困难，此时也最容易出现"冻结步态"，常感觉自己的双脚如同粘在地板上或者被地板吸住，由于冻结多为突然发生，因此更容易发生跌倒。

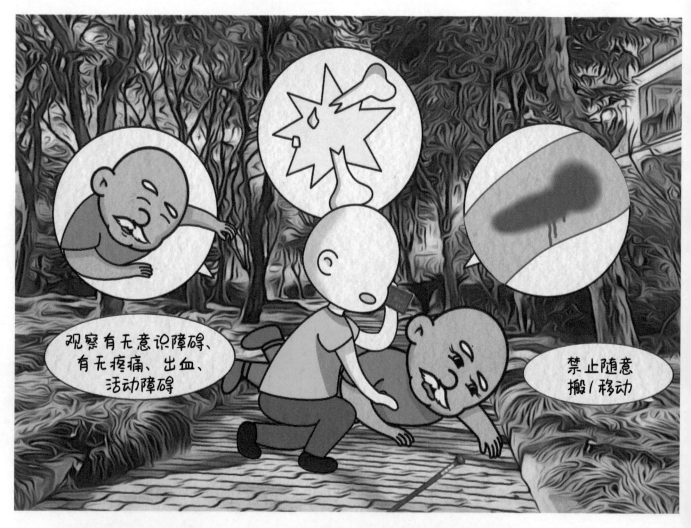

鹿漫漫看到父亲倒地，立刻上前查看，同时拨打急救电话。

🧑 **专业小知识**

　　帕金森病患者跌倒和骨折是导致其住院的最常见原因之一，跌倒造成的伤害主要包括脑挫伤、硬脑膜血肿、关节脱臼、不恰当的搬动会加重创伤和出血。

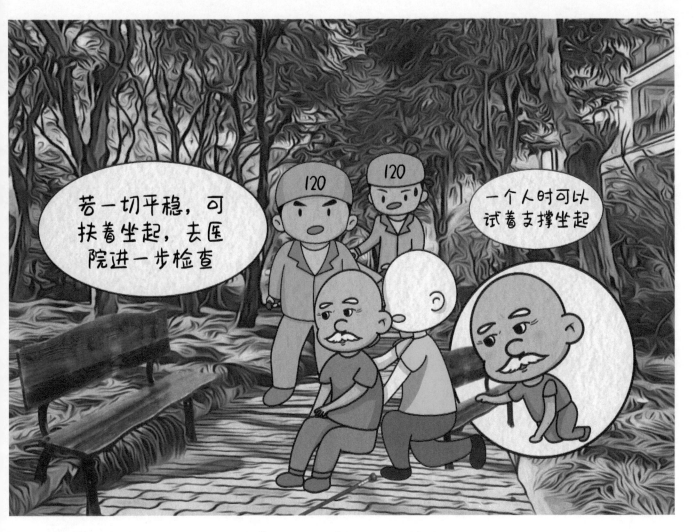

急救人员及时赶到，护送李伯伯去医院进一步检查。

专业小知识

无人陪护的帕金森病患者跌倒后，如意识清醒，要学会自救，可用力捶地或敲打地面发出声响，引起别人注意，从而获得救援；无受伤患者，也可就地寻找支撑物，尝试用跪坐姿势站起，进而寻求救援。

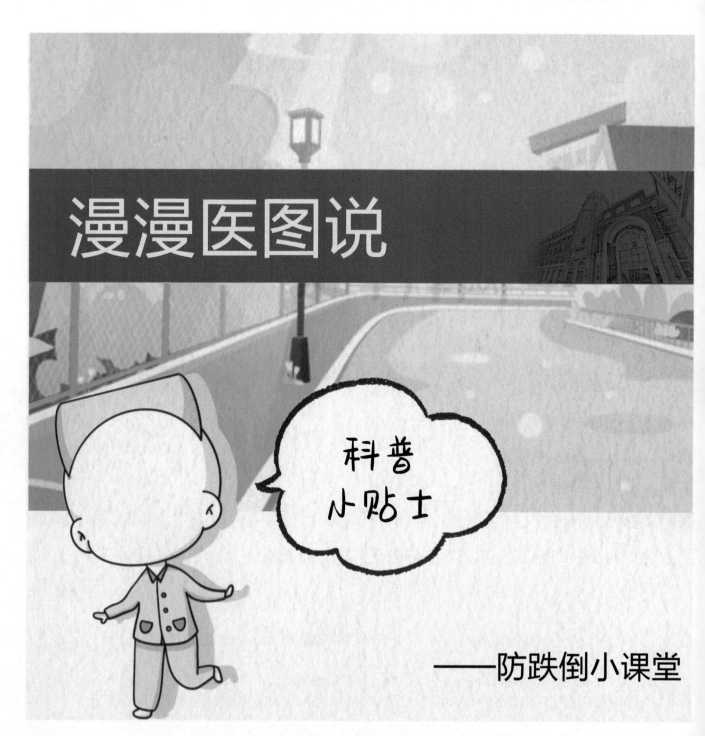

漫漫医图说

——防跌倒小课堂

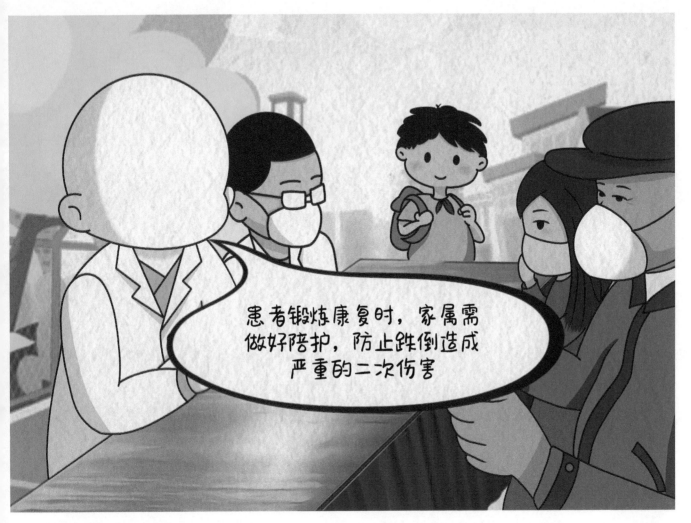

　　帕金森病随着疾病的进展，症状会有所加重，通过药物可以缓解症状，配合长期的康复锻炼能更好地帮助患者在体格上、精神上得到改善，缓解焦虑、抑郁的情绪，运动、生活中应有照护人员陪伴，提高生活质量。

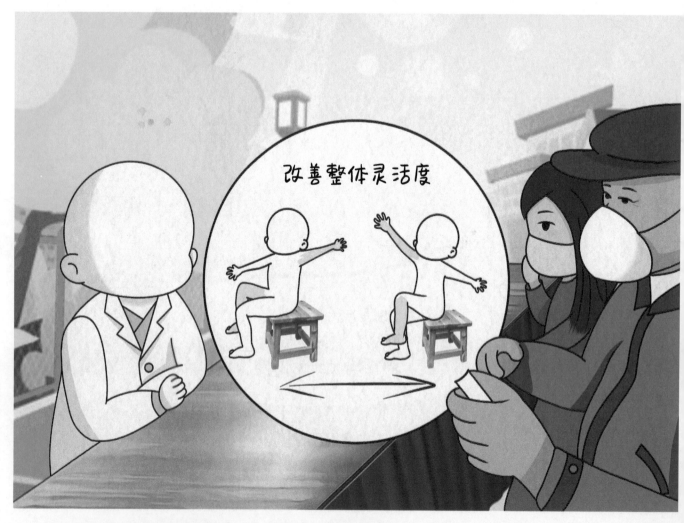

改善整体灵活度

　　针对患者不同的疾病时期，选择合适的康复训练方式：早期肢体活动较灵活时，进行有氧运动，如太极拳、游泳等；中晚期患者可以在凳子上做肢体活动的健康操；卧床不起、翻身困难的患者，可指导患者在床上移动身体，防止压力性损伤的发生。

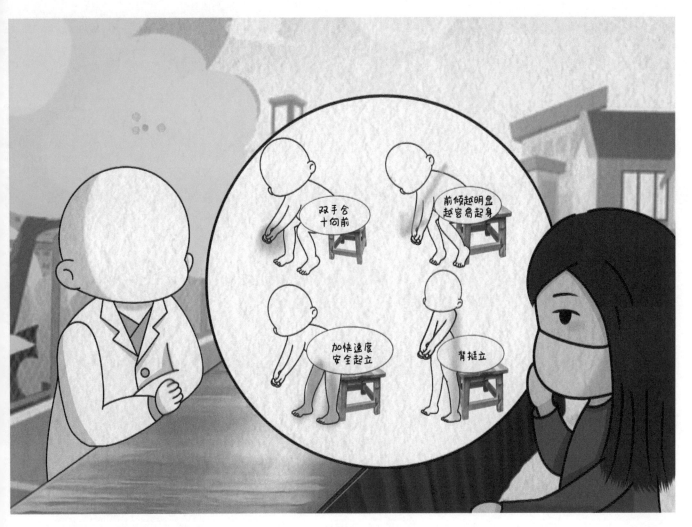

　　从坐位到站位需要身体重心向前、髋关节伸展、膝关节伸直等多个动作协调配合。帕金森病患者协调能力差，故坐下后不容易站起。康复除了训练肌肉力量、关节灵活度、平衡度等，安全起坐训练还可帮助患者安全地站起，避免跌倒等意外发生。

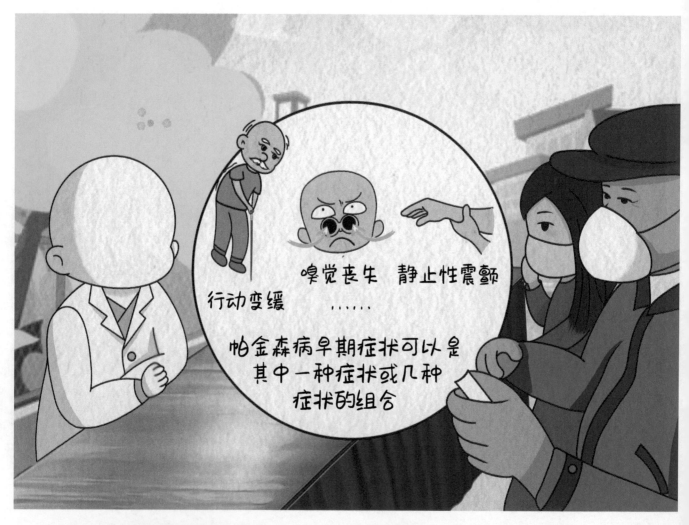

　　帕金森病在早期容易被忽视的症状有：嗅觉障碍、便秘、睡眠障碍、关节疼痛、行动迟缓、身体僵硬、脸部表情减少、抑郁、焦虑等症状。

　　早诊断、早治疗是关键，可及早控制病情，延缓症状发展。

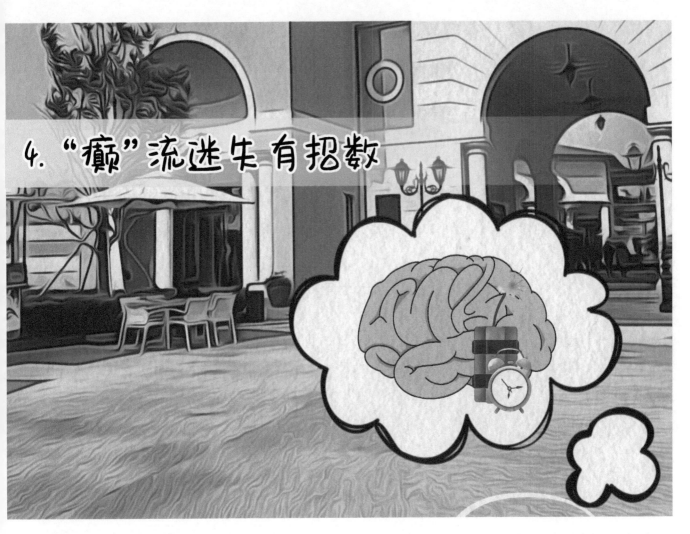

4. "癫"流迷失有招数

癫痫是大脑皮层异常放电，导致短暂的大脑功能障碍的一种慢性疾病，其特点为发作性、短暂性、重复性和刻板性。

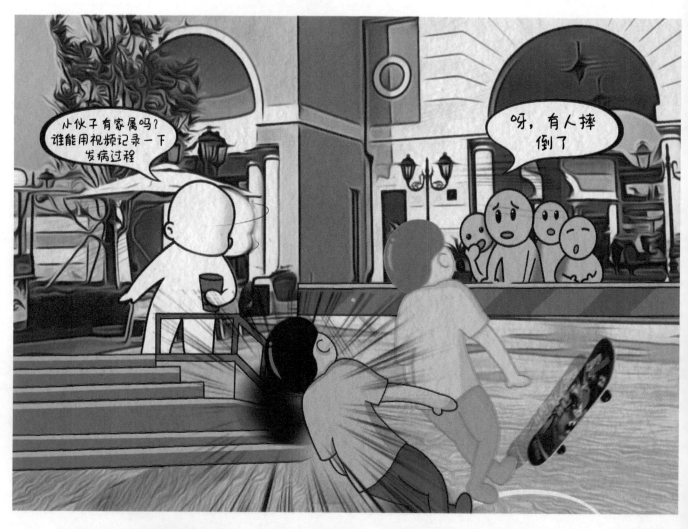

　　广场上，小豆拿着滑板，刚想下场炫技，突然重重倒地抽搐。场外，鹿漫漫见状立刻上前查看，同时呼吁大家一起帮忙。

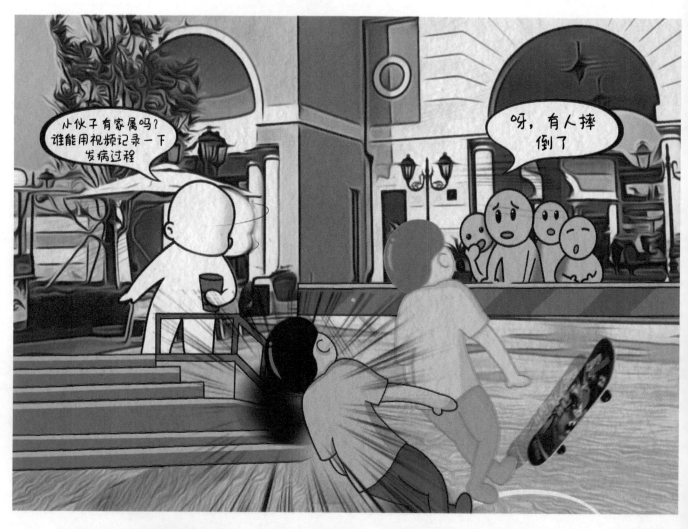
专业小知识

　　癫痫患者发作时，清晰、完整地记录癫痫发作时间、全身表现、局部细节等过程，就诊时具有一定参考价值；癫痫发作时间超过 5 分钟，说明患者神经环路机制受损，需及时送医治疗。

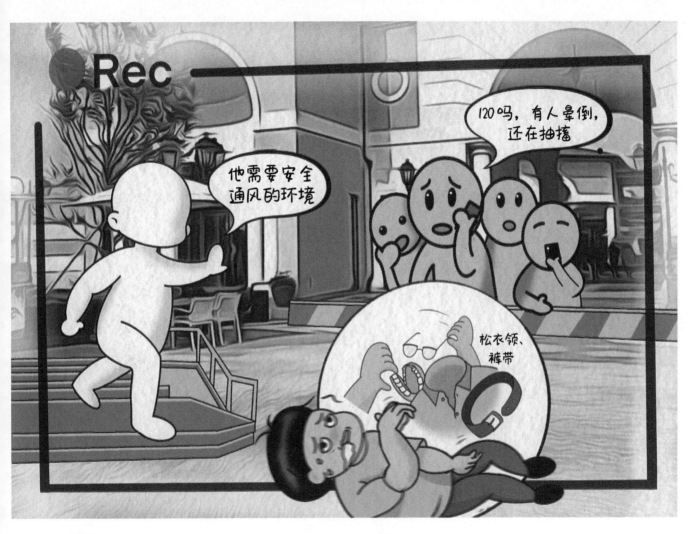

鹿漫漫感觉小豆似癫痫发作，立刻疏散人群。

专业小知识

　　癫痫发作时，保证患者身边无尖锐物体（如眼镜、笔、钥匙），若患者未倒下，可帮助患者保持平衡后缓慢躺下，呈侧卧位，保持周围空气流通，及时松解衣领、裤带，头偏向一侧，有利于呼吸畅通。

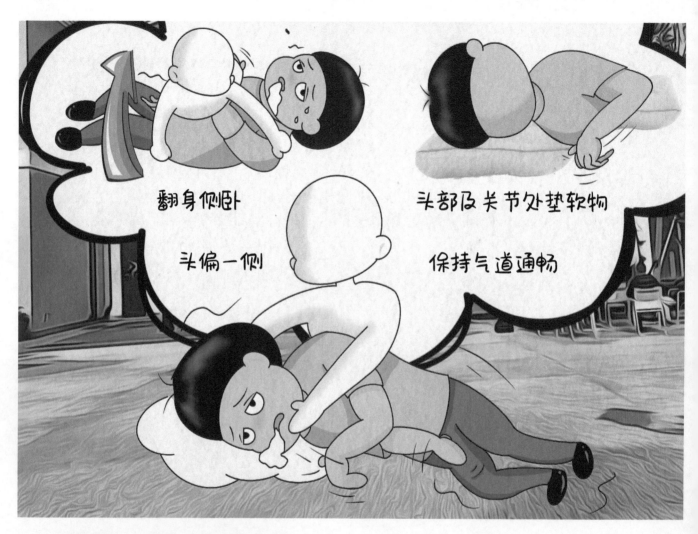

鹿漫漫帮小豆摆正合适的体位。

专业小知识

　　癫痫发作时可能伴有口吐白沫，极易引发误吸，因此侧卧位可有效避免分泌物误吸入气管，还能防止舌根后坠堵塞气道，引起窒息。窒息通常表现为呼吸困难、皮肤黏膜发绀、心跳加速等。患者可因严重窒息、缺氧而发生意识障碍，甚至出现昏迷。

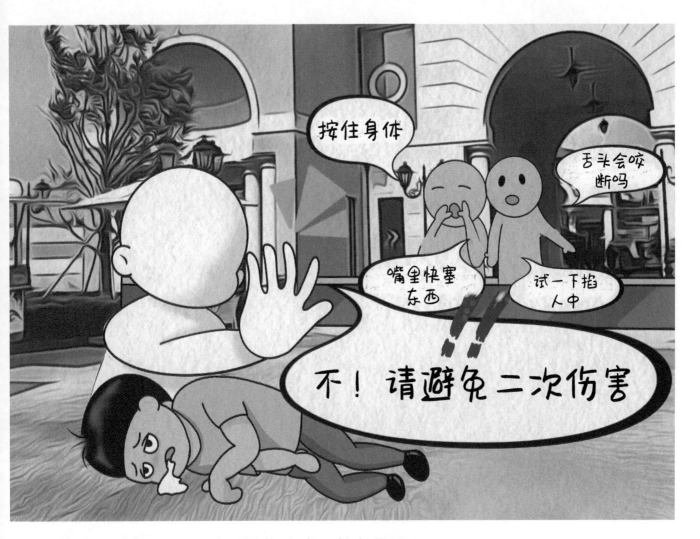

围观群众各抒己见，鹿漫漫指出常见的急救误区。

专业小知识

　　癫痫发作的患者常伴有肌张力高，强行限制患者活动，有可能导致其关节脱臼、骨折；掐人中可能会造成皮肤损伤；舌咬伤概率极低，若强行在嘴中塞入物体，强大的咬合力作用下容易断裂，产生的碎片一旦进入气道，反而会引起窒息。

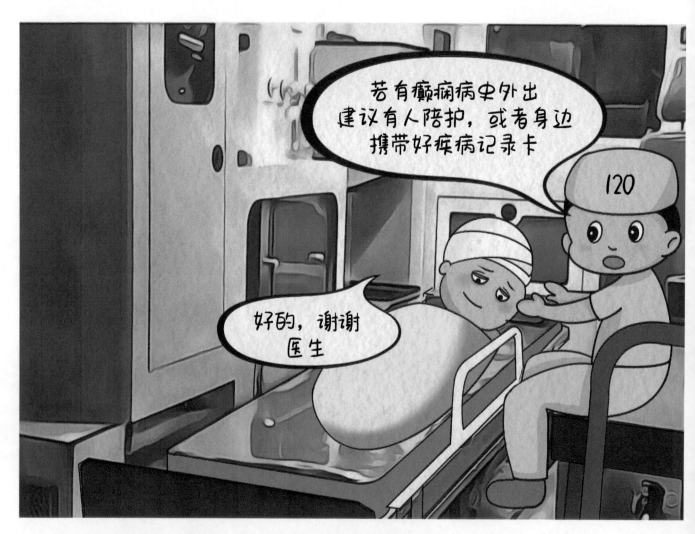

小豆在救护车上醒来，对大家的帮助表示感谢。

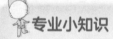专业小知识

等待患者清醒的过程中，可以积极寻找家属，监测生命体征。及时终止癫痫发作，减少对神经元的损害。

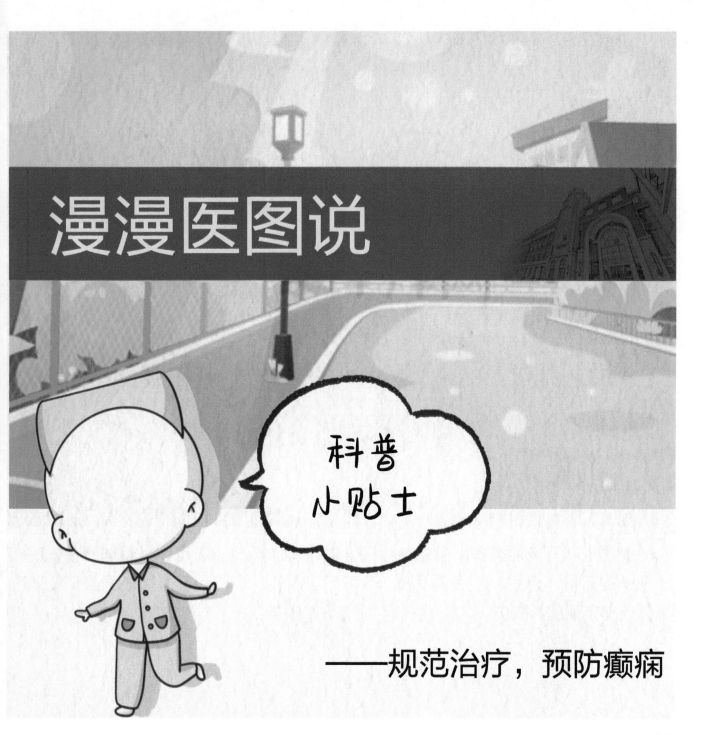

漫漫医图说

科普
小贴士

——规范治疗，预防癫痫

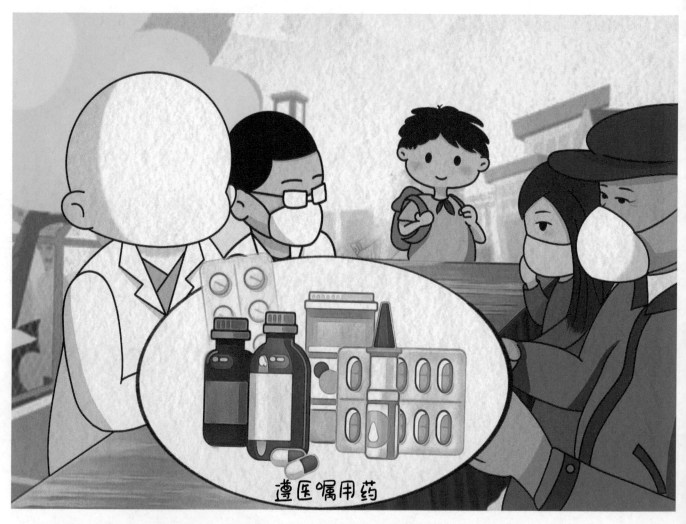

遵医嘱用药

　　癫痫控制药物种类多，但医生会根据癫痫发作类型、患者年龄等选择合适的控制癫痫的药物。因此，必须遵医嘱，不可擅自用药、停药，不能擅自调整药物的剂量，还需定期门诊随访。

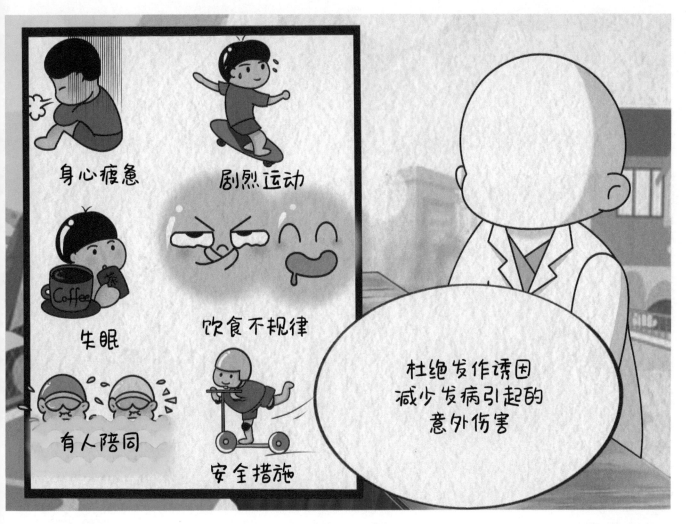

　　有研究发现，癫痫发作导致心律失常、呼吸障碍引起癫痫猝死，也有可能在发作时遭遇意外，如高处坠落、溺水、车祸等导致死亡。因此，癫痫患者外出时建议尽可能结伴同行，以免发生意外。

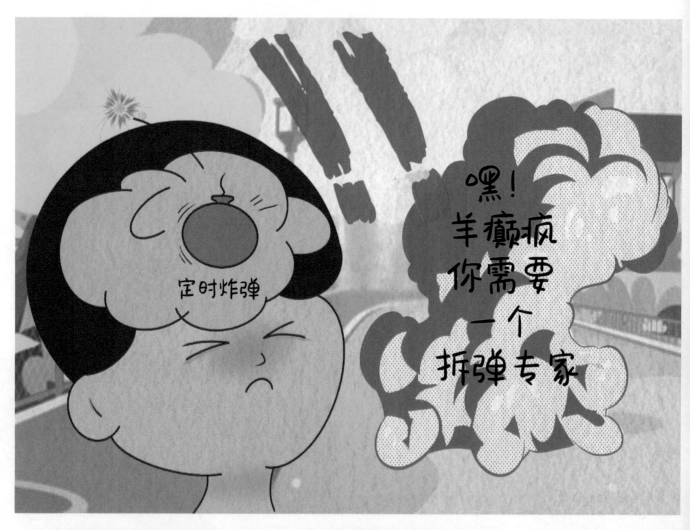

　　遵医嘱规律服药治疗，有七成患者能有效控制癫痫发作。治疗癫痫是一个漫长的持久战，对于癫痫患者，我们要及时给予关心和帮助，让其保持良好的心态，乐观积极地面对生活。

六、"毒"到之处

毒是指生活中对人健康有危害的物质。这些物质通过呼吸、食物、皮肤等途径进入体内，直接对人体器官和免疫系统产生危害。

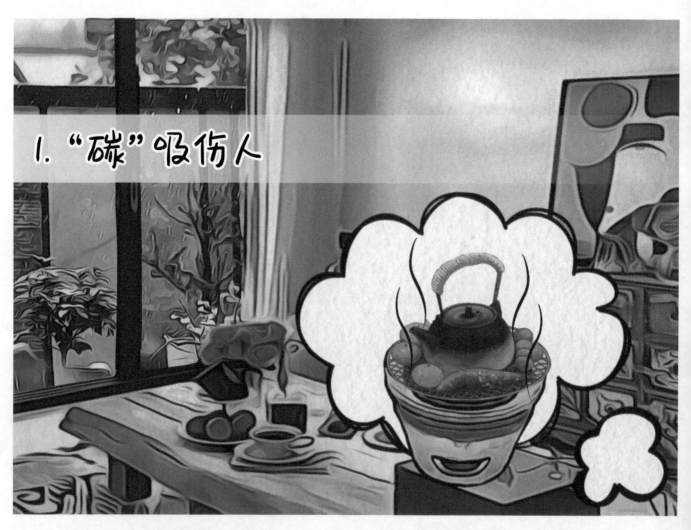

1. "碳"吸伤人

　　一氧化碳中毒是含碳物质燃烧不完全时产生一氧化碳气体，经呼吸道吸入，使机体产生不同程度的缺氧表现，通过竞争性结合血红蛋白，形成碳氧血红蛋白，进而降低血红蛋白携氧能力，造成组织缺氧。

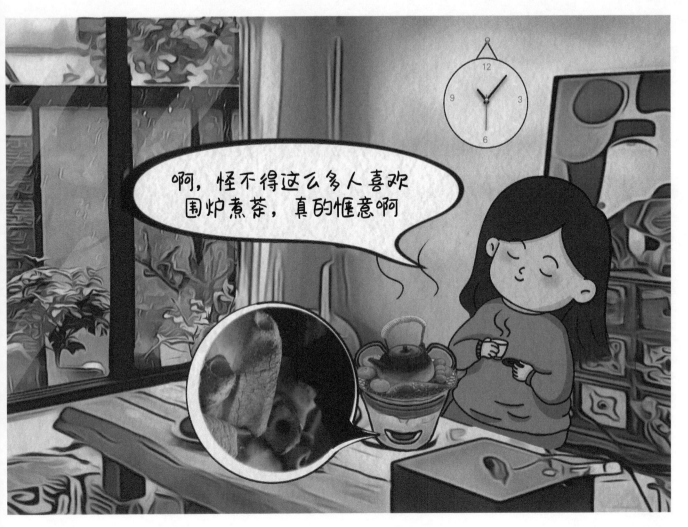

啊，怪不得这么多人喜欢围炉煮茶，真的惬意啊

　　冬天，生一个暖暖的火炉，煮上清茶，烤几颗栗子吃，简直太惬意了。小慧就这样享受了一下午慵懒舒适的时光。

专业小知识

　　在封闭的环境内烧煤、烧炭；在开着空调的密闭车厢内睡觉；在通风不良的浴室、厨房使用燃气，都容易引起一氧化碳中毒。

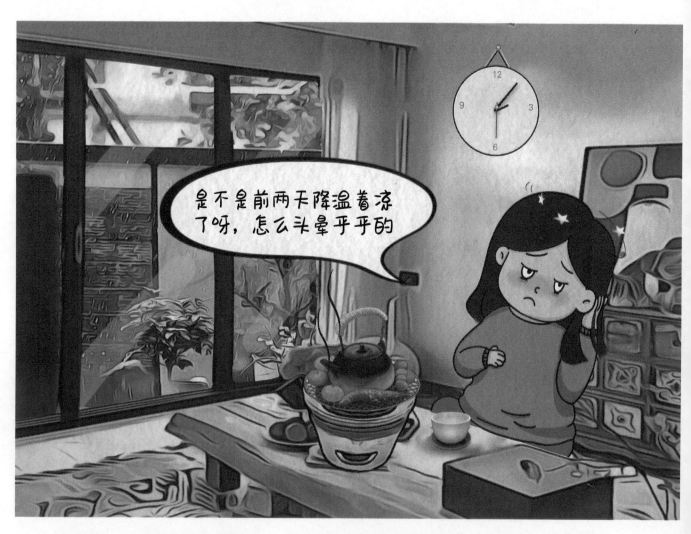

渐渐的，小慧觉得头晕脑胀，殊不知此时的她可能是一氧化碳中毒了。

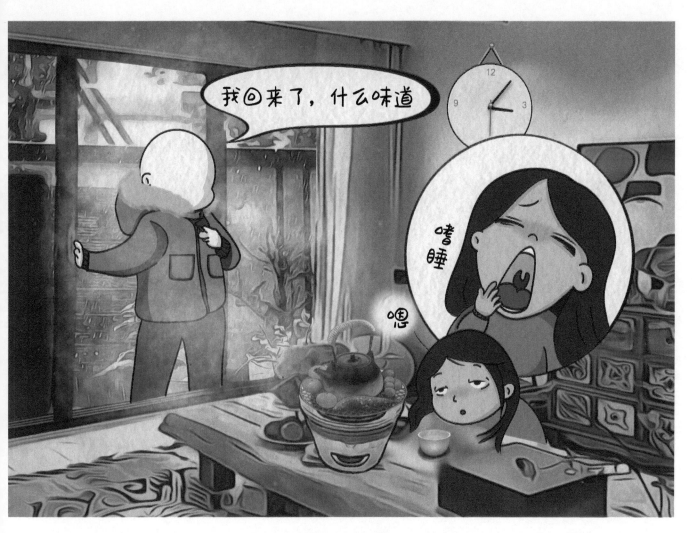

丈夫鹿漫漫下班到家时，只见小慧昏昏欲睡，趴在炭炉边，顿感不妙。

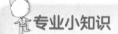 **专业小知识**

　　我们常说的"煤气味"是添加在燃气中的物质的气味，单纯的一氧化碳无色无味，堪称"隐形杀手"。

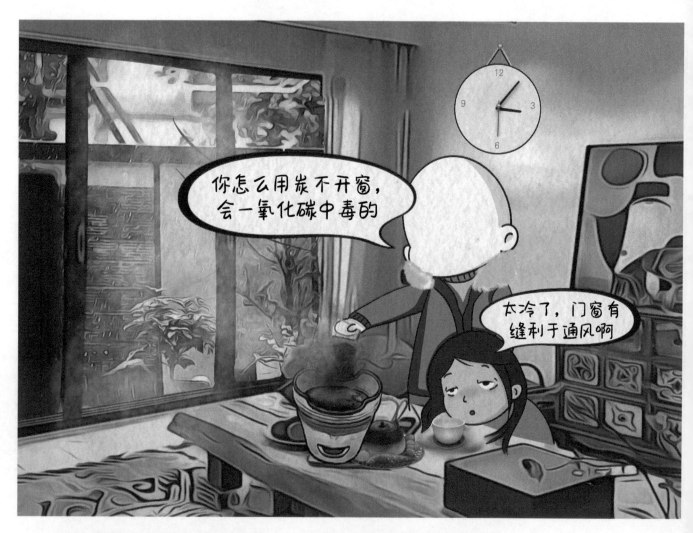

鹿漫漫迅速弯腰上前浇灭炭火，打开门窗使空气保持流通。

专业小知识

　　一氧化碳比重比空气小，若门窗缝隙处于低处，一氧化碳无法与室外空气交换被排除，且一氧化碳极难溶于水，放水盆等做法均无法预防一氧化碳中毒。

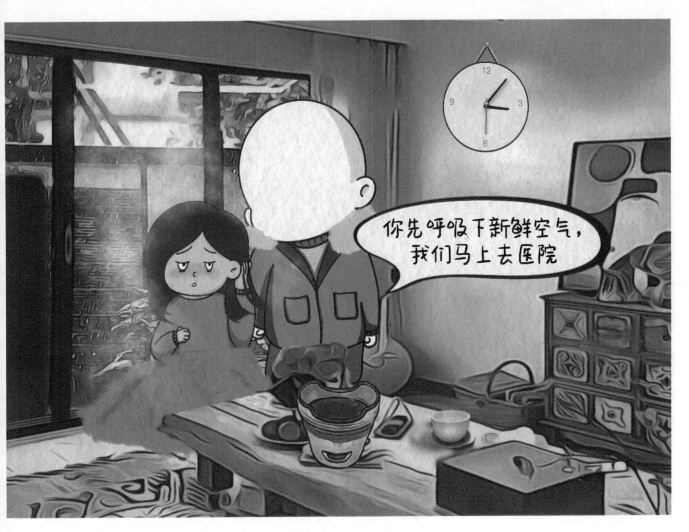

熄灭炉火后，鹿漫漫带小慧去医院进一步诊疗。

专业小知识

　　一氧化碳中毒环境的暴露时间与环境中一氧化碳浓度是影响中毒严重程度的主要因素。当暴露时间超过 6~8 小时或更长，无论急性期症状是否严重，一氧化碳中毒迟发性脑病的发生率均会增加，吸氧治疗可以减轻组织缺氧，而高压氧治疗是目前临床上加速和促进一氧化碳与血红蛋白解离的有效方法。

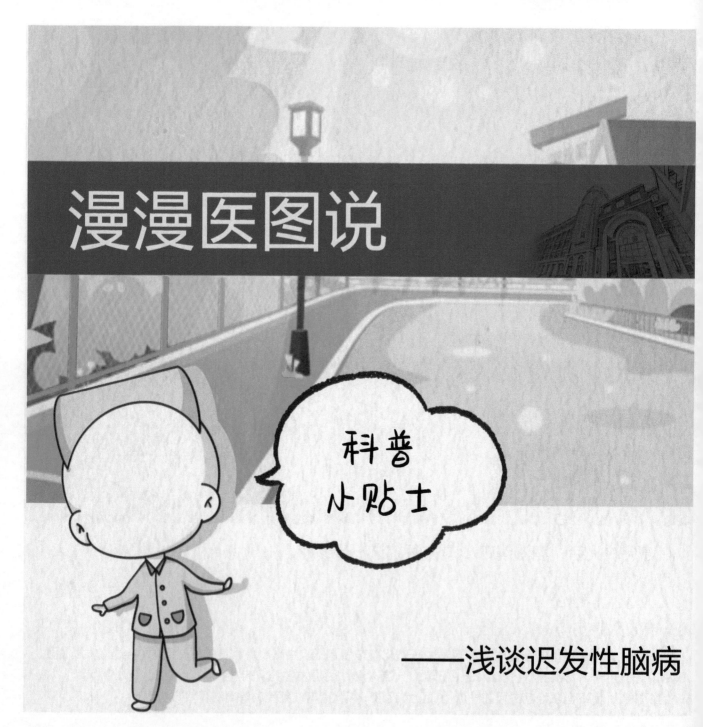

漫漫医图说

科普
小贴士

——浅谈迟发性脑病

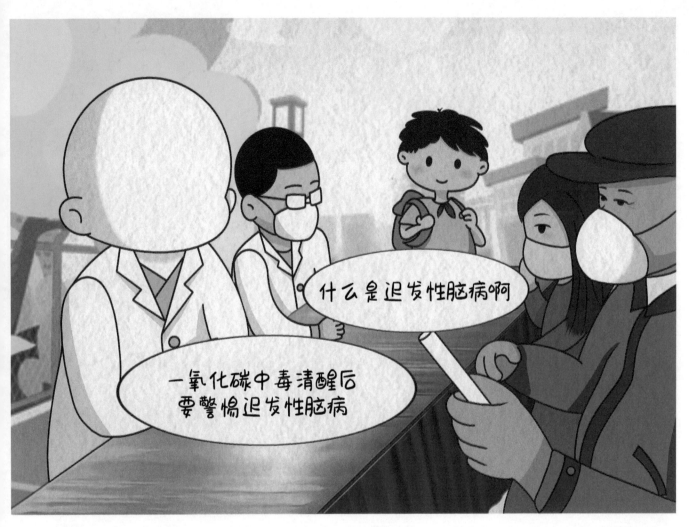

一氧化碳中毒对全身的组织细胞均有毒性作用，尤其对大脑皮质的影响最为严重。迟发性脑病是指部分急性一氧化碳中毒的患者在意识障碍恢复后，经过 2 ~ 30 天的"假愈期"，可再次出现一系列神经、精神障碍。

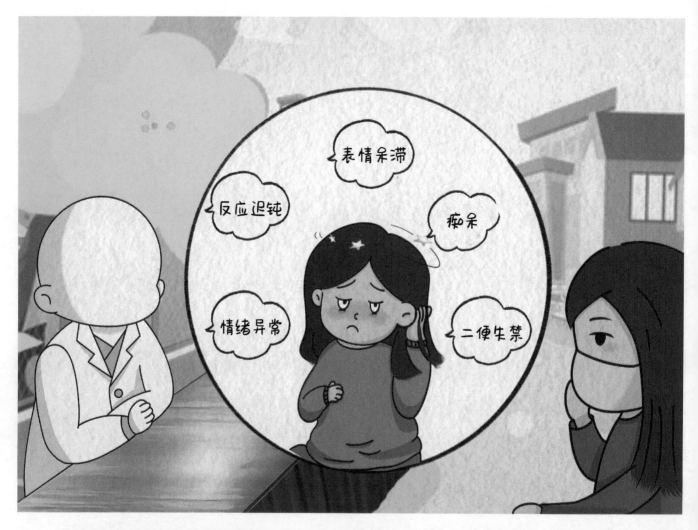

　　迟发性脑病表现为神经精神症状和体征（如痴呆、精神错乱、震颤麻痹、舞蹈病、遗忘综合征），严重影响正常生活。国内采用高压氧治疗一氧化碳中毒，其目的不仅在于加速清除一氧化碳，还包括促醒、预防一氧化碳中毒迟发性脑病等。

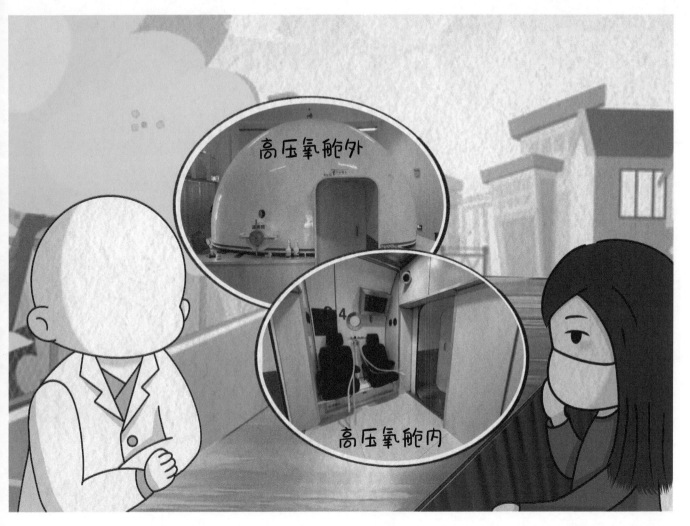

　　高压氧舱治疗是指在高压（超过常压）的环境下，呼吸纯氧或高浓度氧以治疗缺氧性疾病和相关疾病的方法。在需要高压氧治疗的情况时，由专业医师评估，根据患者个体化情况决定高压氧的时间、频次、疗程。

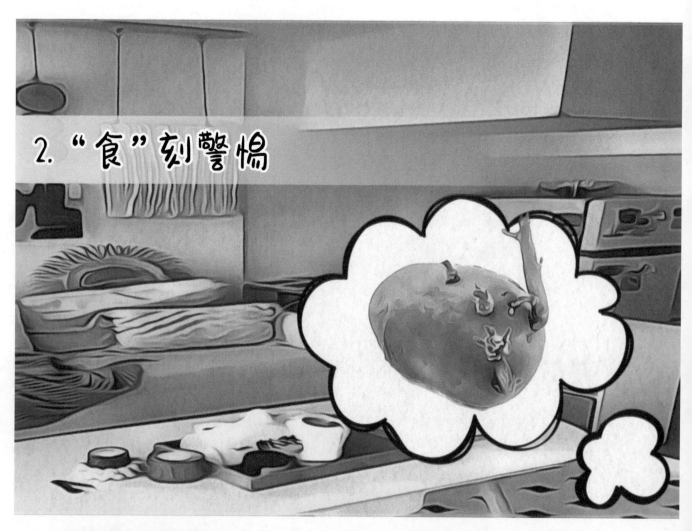

2. "食"刻警惕

　　食物中毒是指患者所进食的食物被细菌或细菌毒素污染，或食物本身含有毒素而引起的以急性感染或以中毒为主要临床特征的疾病。病因不同，临床表现也不尽相同。

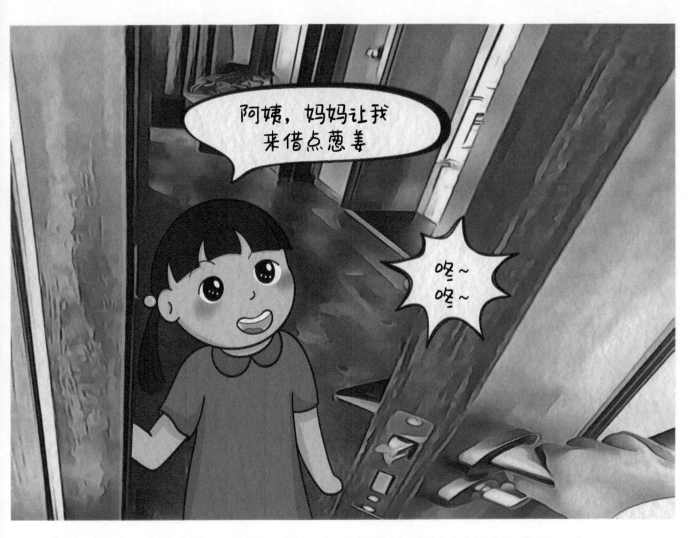

鹿漫漫做饭时发现缺了调料，就让女儿悠悠去隔壁小桔阿姨家借一点。

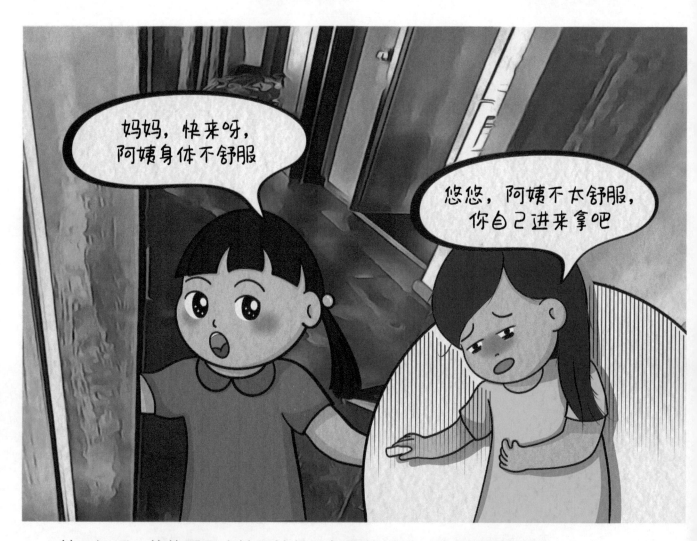

敲开门后，悠悠看见小桔阿姨很不舒服的样子，立刻呼喊妈妈。

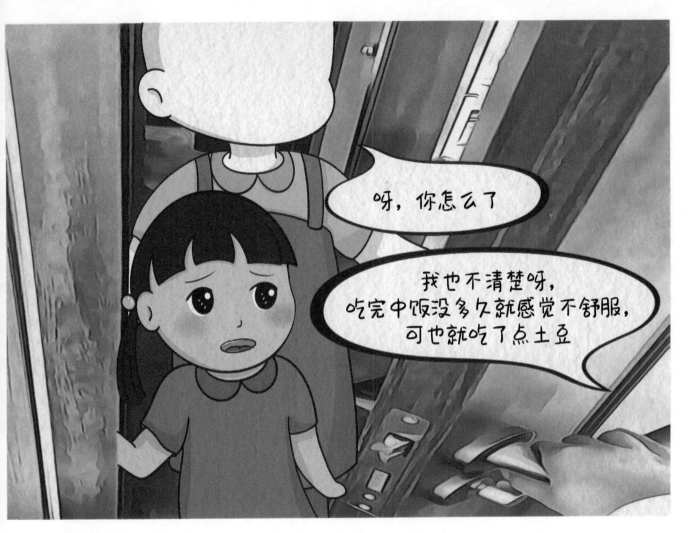

鹿漫漫跑来关切地询问，小桔扶着门框有气无力地嘟囔着。

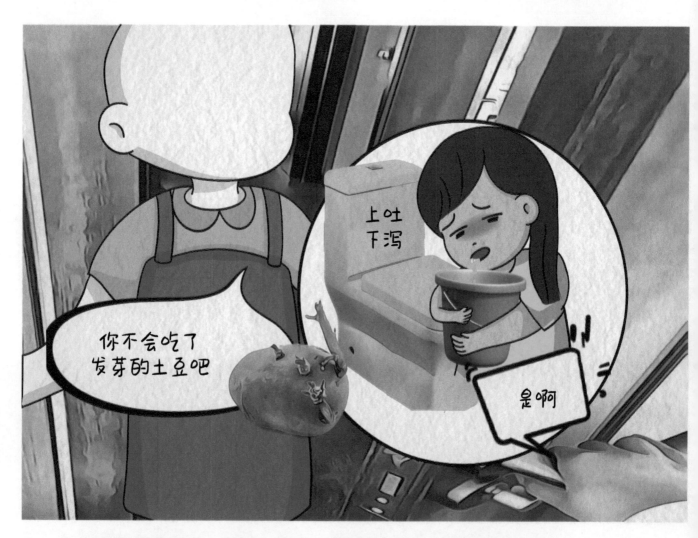

在鹿漫漫的询问下，得知小桔吃了发芽的土豆才导致的肠胃不适。

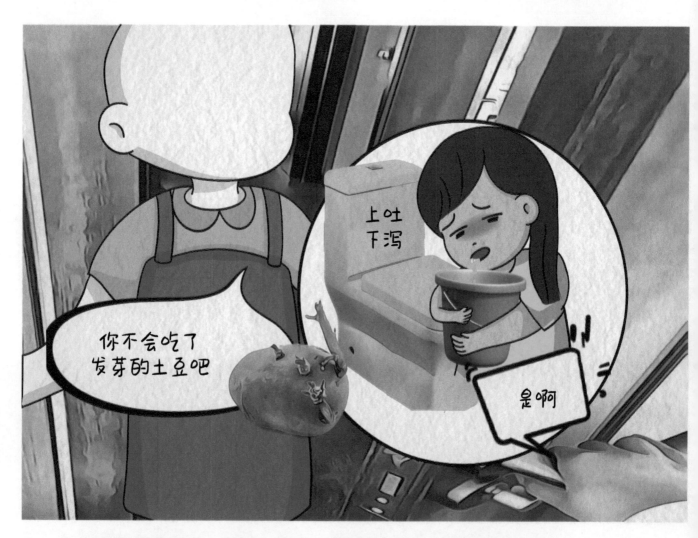专业小知识

发芽或不成熟的土豆中含有一种有毒物质——龙葵碱，尤其在发芽部位毒素含量最高，一般在食用后 30 分钟至 2 小时后发病。龙葵碱对胃肠道黏膜有较强刺激性和腐蚀性，对中枢神经系统有麻痹作用，尤其对呼吸中枢和运动中枢作用最为明显。症状轻者会感到咽喉发痒、恶心、呕吐、腹泻，严重者可致呼吸麻痹、昏迷，甚至死亡。

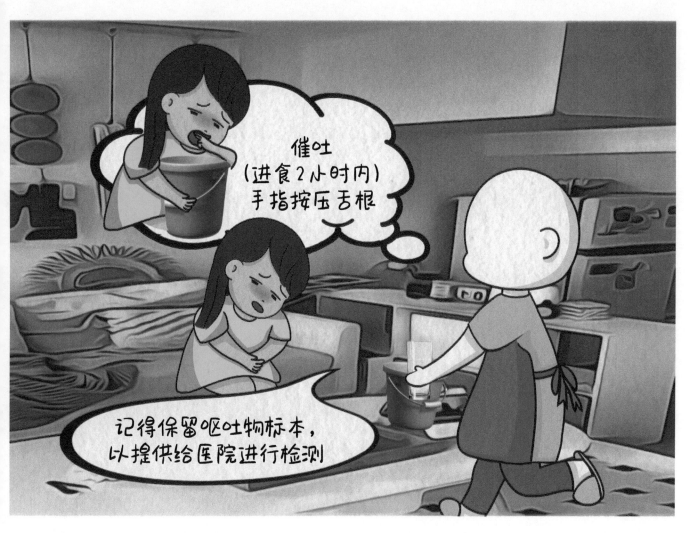

猜想得到印证的鹿漫漫把小桔扶到沙发上，指导小桔催吐。

专业小知识

　　对中毒 1~2 小时内而无明显呕吐者，可用催吐法将尚未吸收的毒物从胃中迅速清除，减少毒素的吸收。催吐至呕吐物颜色变澄清即可，如呕吐物呈淡血性，应暂停催吐，及时就医。催吐仅适用于救治急性中毒且清醒者。

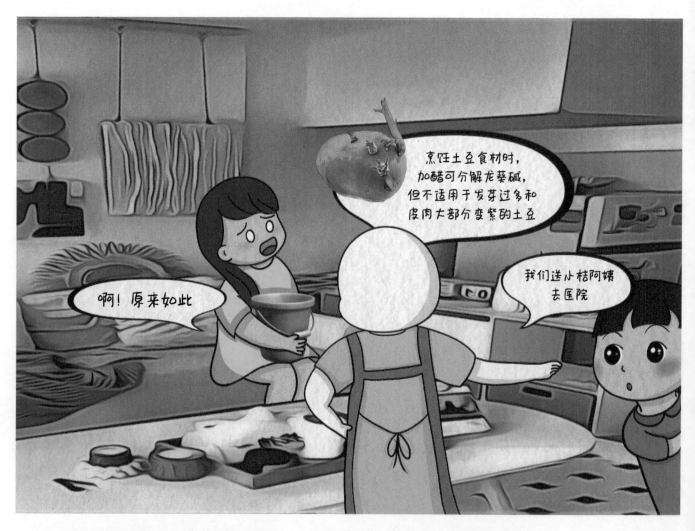

小桔在经历了上吐下泻之后，鹿漫漫建议小桔可以喝点糖盐水，并送她去医院就诊。

专业小知识

糖盐水自制方法：将 15 克（相当于两茶匙量）白糖和 2.5 克（相当于 1/4 茶匙量）食盐放入容器中，再加入 500 毫升（相当于一啤酒瓶量）温开水，充分搅匀后即可服用，能补充流失的液体，从而预防或缓解脱水症状。

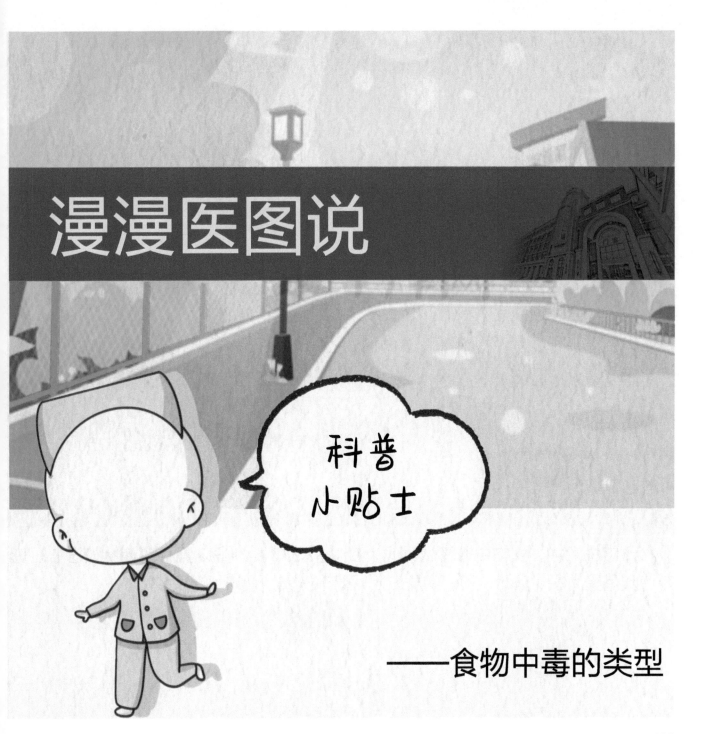

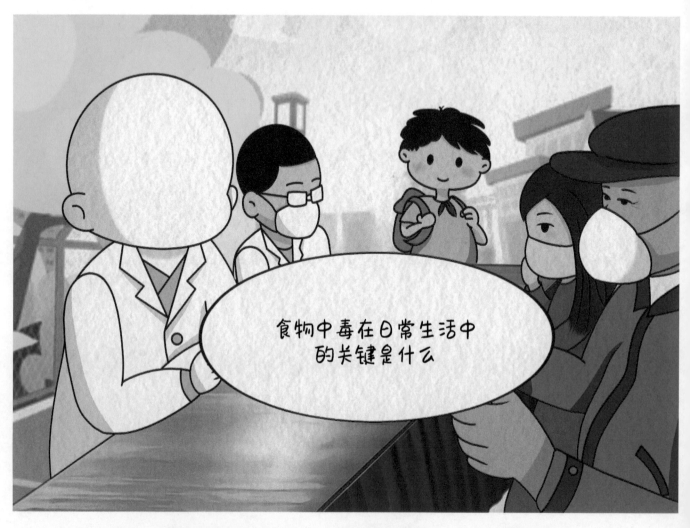

　　日常生活中，食物中毒潜伏期短，症状突然暴发。多以胃肠道症状如恶心、呕吐、腹泻等为主，因此，预防病从口入、倡导健康饮食习惯是关键。

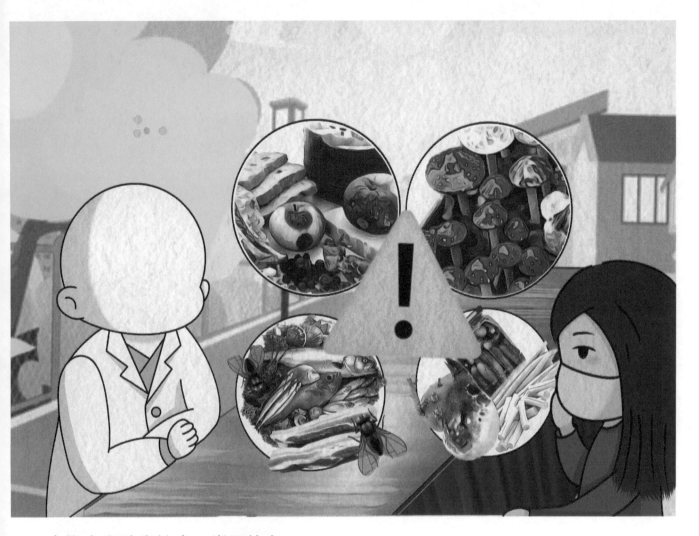

食物中毒种类较多，常见的有：

细菌性：如生腌食品、生食海鲜、变质腐烂食品等；

真菌性：如发霉的谷物、甘蔗等；

植物性：如毒蘑菇、生扁豆、发芽土豆等；

动物性：如河豚、毒章鱼等；

化学性：如农药污染食物、饮用假酒、亚硝酸盐中毒等。

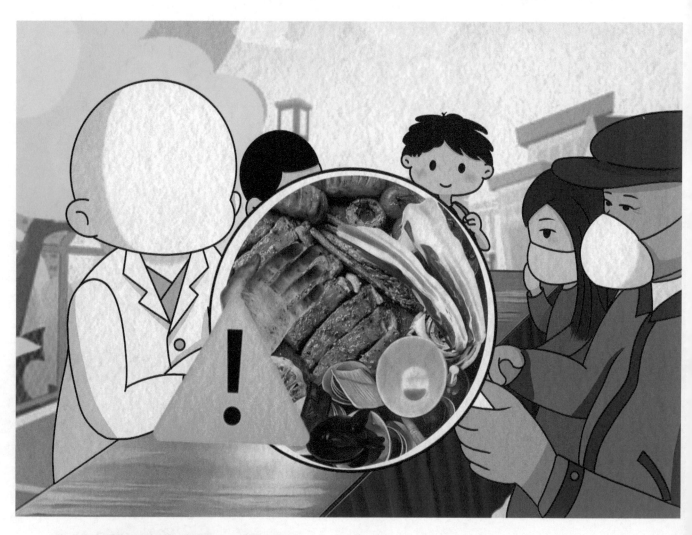

生活中预防食物中毒，还应注意：

生熟食物要分开放置，分开切；

动物食品食用前应彻底加热煮透，少吃隔夜菜，吃之前应充分加热；

不吃任何发霉、有异味的花生、玉米或坚果；

保持良好的手卫生习惯；

就餐用具要清洁消毒，食物要烹饪得当。

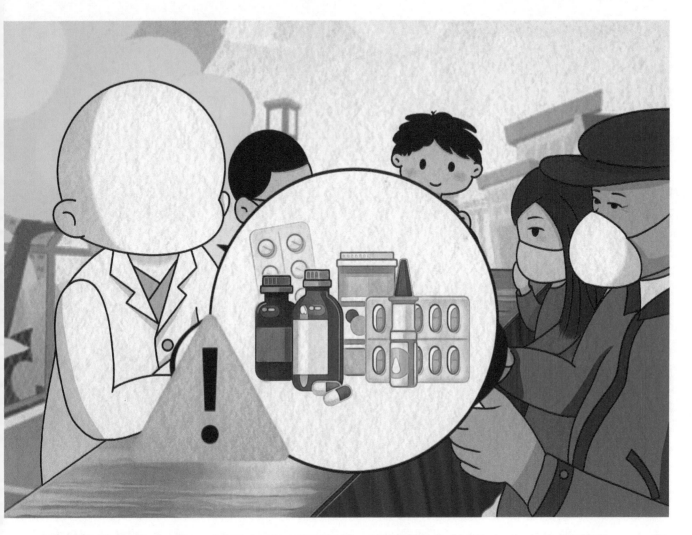

　　一旦发生食物中毒，出现上吐下泻症状，切忌擅自使用止吐、止泻药物，一旦症状未缓解，应及时就医，以防出现脱水和电解质紊乱。

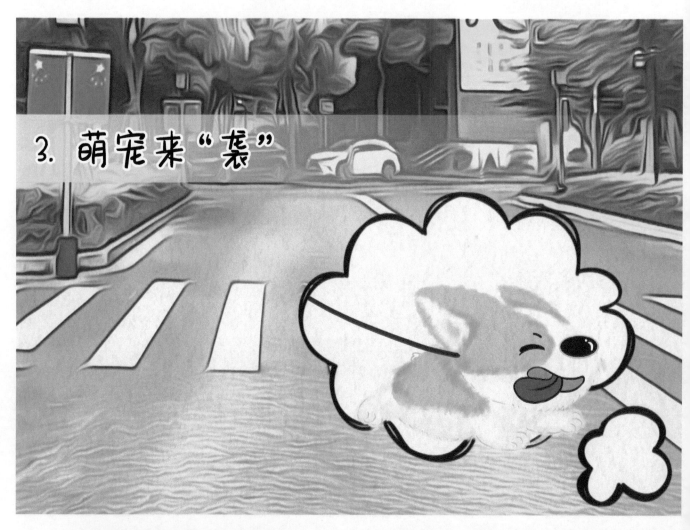

3. 萌宠来"袭"

　　狂犬病是由狂犬病病毒感染引起的一种动物源性传染病。狂犬病病毒主要通过破损的皮肤或黏膜侵入人体，嗜神经性是狂犬病病毒自然感染的主要特征，病毒的复制几乎只限于神经元内，临床大多表现为特异性恐风、恐水、咽肌痉挛、进行性瘫痪等。

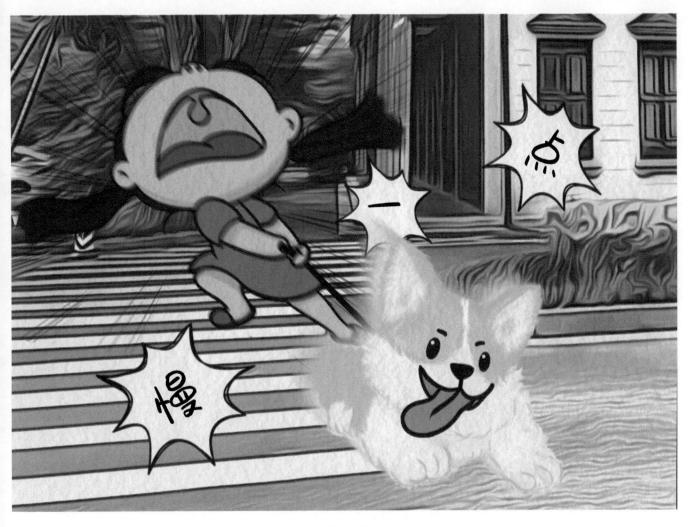

　　萱萱趁着爸爸妈妈不注意，偷偷牵着小狗嘟嘟出门了，嘟嘟来到户外兴奋不已，拖着萱萱撒腿就跑。

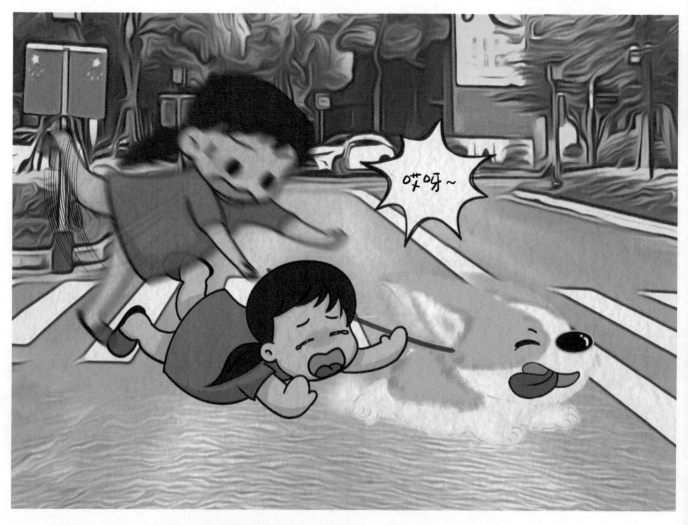

突然"啪"的一声，萱萱被嘟嘟拽倒在地。

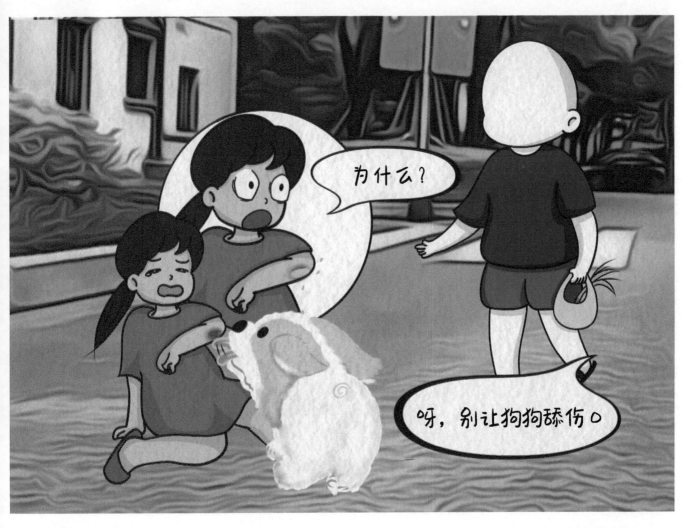

　　嘟嘟转身舔了舔小主人的伤口，想着安慰一下萱萱，路过的鹿漫漫刚想制止，却为时已晚。

🧑 专业小知识

　　破皮后的伤口被携带狂犬病毒的动物舔舐后，病毒会经动物唾液进入皮肤黏膜及伤口，进而使机体感染狂犬病毒。

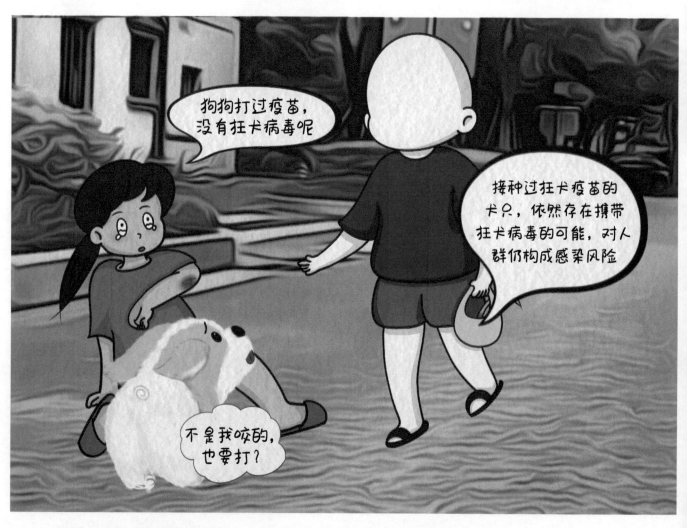

萱萱听到鹿漫漫的解释，懊悔不已，感觉伤口更疼了！

专业小知识

　　接种过狂犬疫苗的动物只能保护动物本身不发病，但它仍有可能携带狂犬病毒，所以被已接种狂犬疫苗的动物咬伤、抓伤或者舔伤口，仍有感染狂犬病的风险，应及时注射狂犬病疫苗。

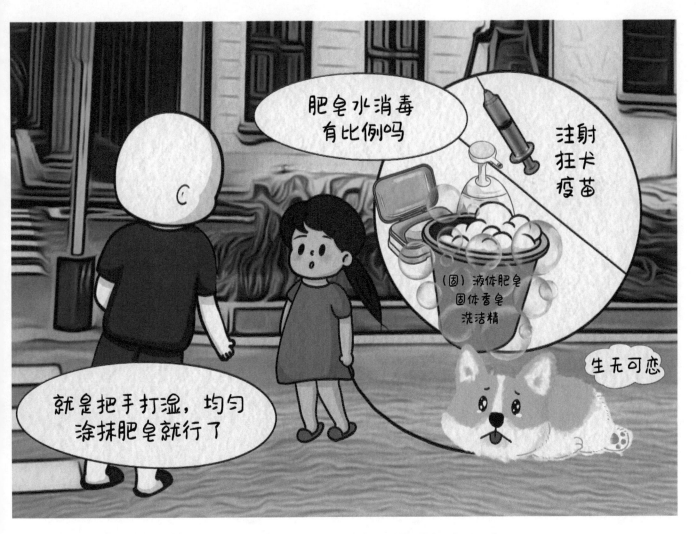

无奈的萱萱只能拖着嘟嘟回家，打算消毒伤口后赶去医院。

专业小知识

　　狂犬病毒对脂溶剂（肥皂水）、乙醇、碘制剂等敏感，及早用脂溶剂或弱洗涤剂反复冲洗伤口，冲洗时间大于 15 分钟，即可分解狂犬病病毒的糖蛋白和脂蛋白，使病毒失去感染力，相对伤口未处理者，该方法可降低狂犬病发病的风险。

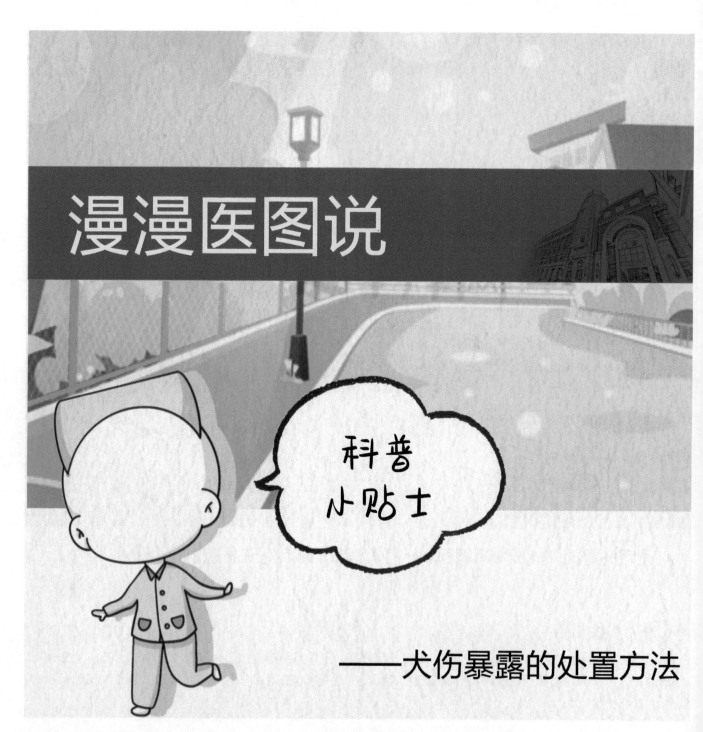

漫漫医图说

科普
小贴士

——犬伤暴露的处置方法

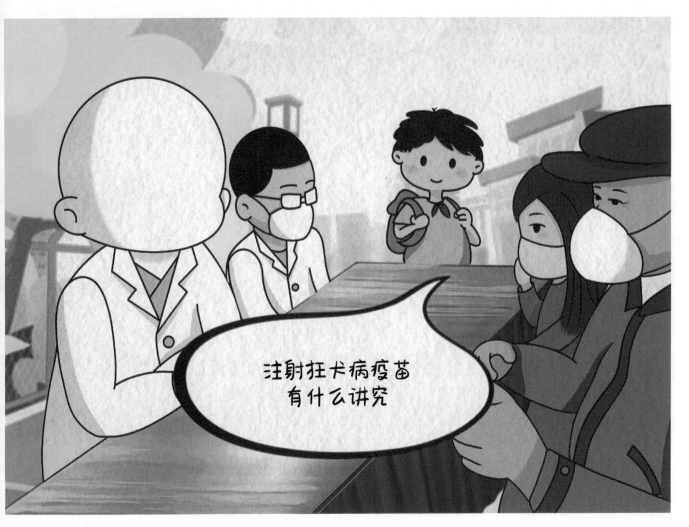

　　狂犬病是一种人畜共患病毒性疾病，一旦出现临床症状，几乎 100% 致命。在狂犬病暴露后，规范接种狂犬病疫苗和（或）狂犬病免疫球蛋白，可以有效降低狂犬病的发病风险。

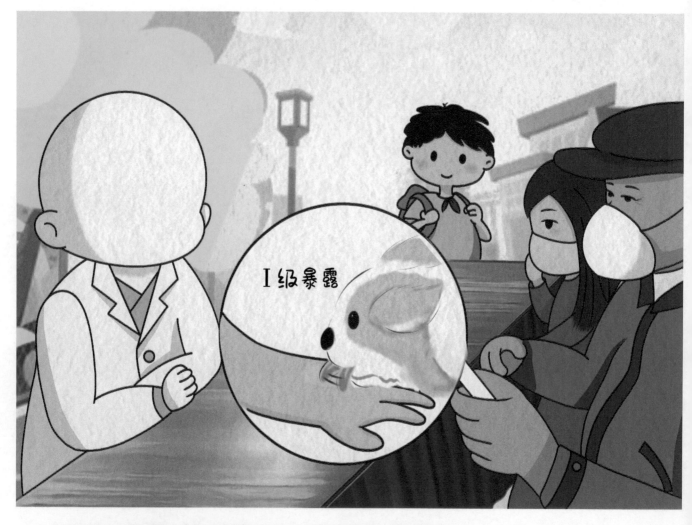

根据伤口暴露性质和严重程度采取不同的处置措施。

Ⅰ级暴露：接触或者喂养动物时，完好的皮肤被舔或接触分泌物、排泄物后，无需医学处理，建议清洗接触部位。禽类、鱼类、昆虫、蜥蜴、龟和蛇不会感染和传播狂犬病。啮齿类动物、家兔或野兔是感染狂犬病毒的低风险动物，通常无需接种狂犬病疫苗。

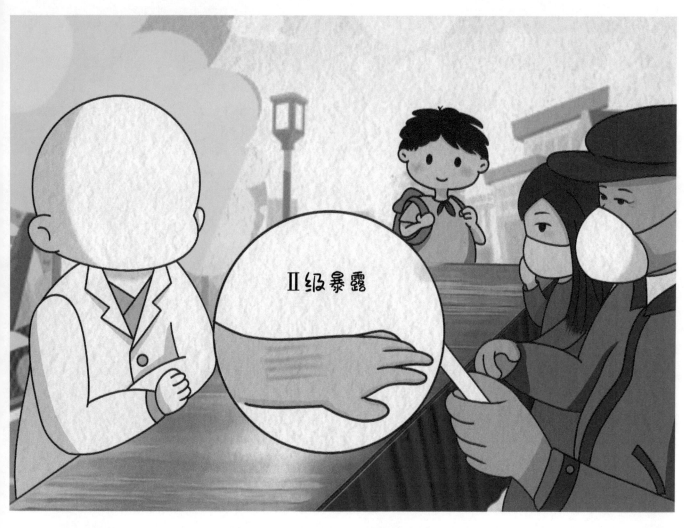

Ⅱ级暴露

　　Ⅱ级暴露：无出血的轻微抓伤或擦伤，裸露的皮肤被轻咬，需处理伤口，接种狂犬病疫苗。

　　人体在接种狂犬病疫苗约 7~14 天后产生的抗体，均具有中和病毒的能力，有些中和抗体能进入感染了狂犬病病毒的神经细胞内，抑制病毒复制，抗体的高峰出现在免疫后 12 天，可清除中枢神经系统内的狂犬病病毒。

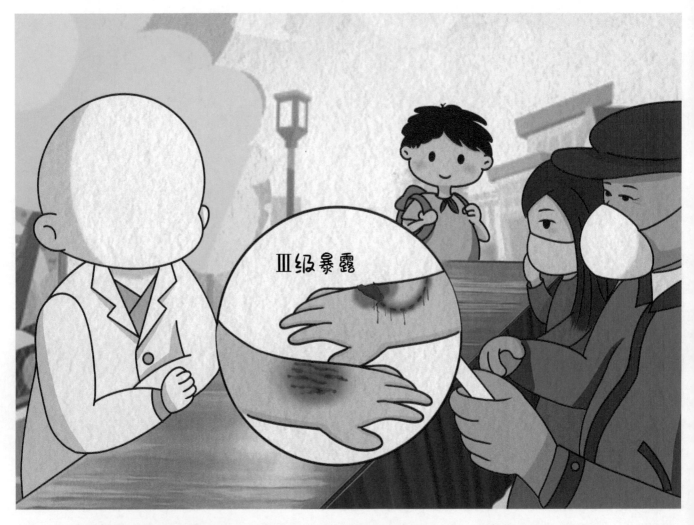

Ⅲ级暴露

Ⅲ级暴露：单处或者多处贯穿性皮肤咬伤或者抓伤、破损皮肤被舐舐、黏膜被污染，需处理伤口，注射狂犬病被动免疫制剂及接种狂犬病疫苗。

狂犬病免疫球蛋白作为特异性被动免疫制剂，应在注射狂犬病疫苗7天内浸润注射在伤口周围，此时机体尚未产生抗体，是狂犬病高风险感染期，免疫球蛋白可使伤口局部直接获得高浓度的中和抗体，阻断病毒在伤口中的扩散。

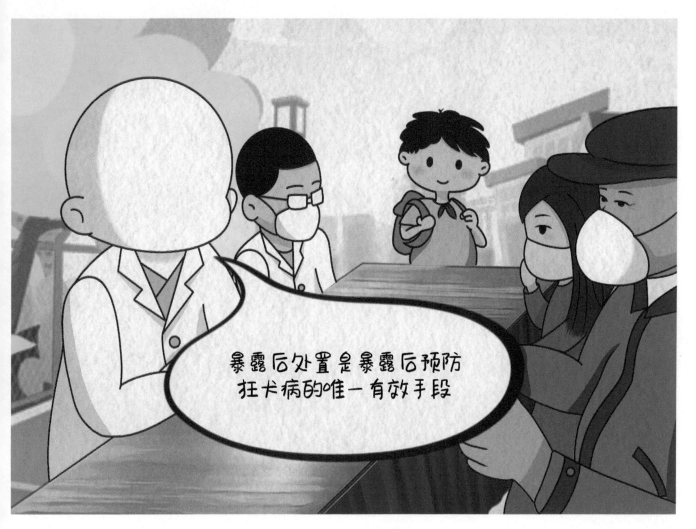

暴露后处置是暴露后预防狂犬病的唯一有效手段

　　由于头、面、颈、手和外生殖器部位神经丰富，因此这些部位的暴露属于Ⅲ级暴露。对于已受伤一段时间而未接种狂犬病疫苗者，也应按程序接种疫苗。

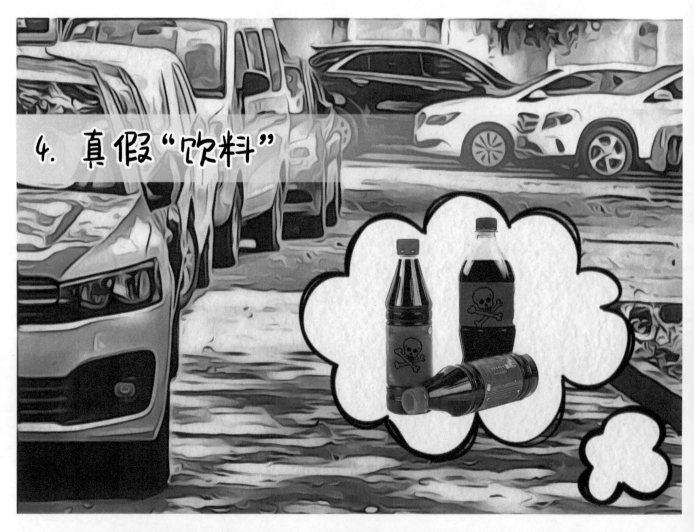

4. 真假"饮料"

急性中毒发病时间与毒物品种、剂量和侵入途径密切相关。有机磷农药是我国使用广泛的杀虫剂，其毒性主要是抑制乙酰胆碱酯酶，使乙酰胆碱蓄积，使胆碱能神经受到持续冲动，导致先兴奋后衰竭的一系列的毒蕈碱样、烟碱样和中枢神经系统等症状，严重患者可致昏迷、呼吸衰竭、死亡。

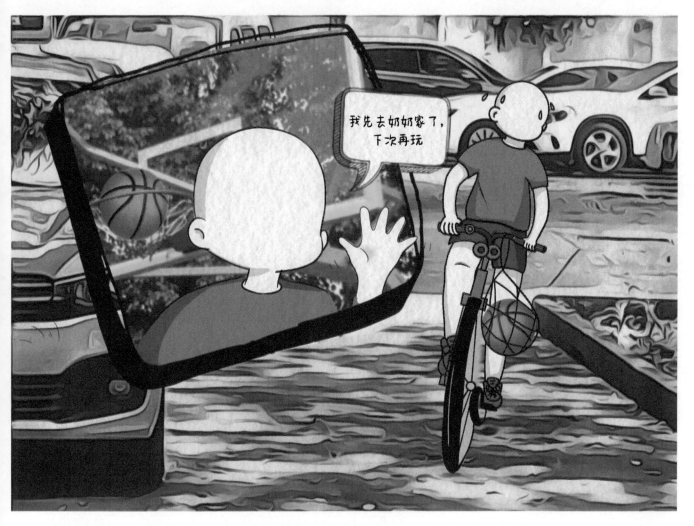

　　炎炎夏日，球场上挥洒完汗水的鹿漫漫告别小伙伴，前往奶奶家，7月的天气热得像蒸笼，鹿漫漫加快了骑行的脚步……

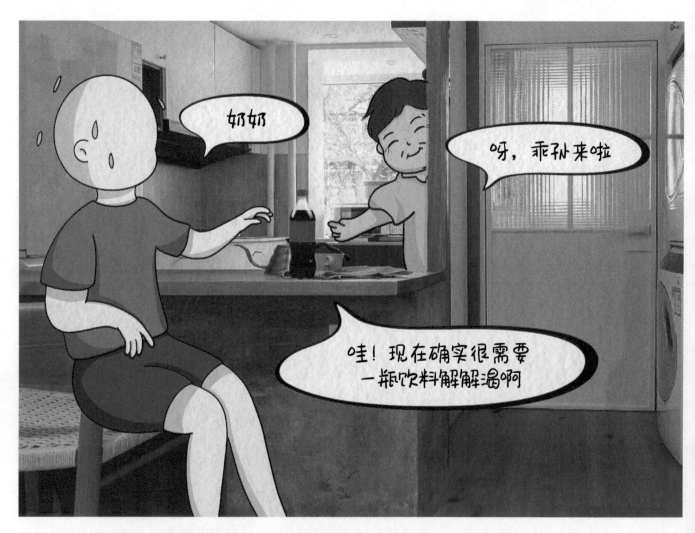

　　终于到家了，鹿漫漫见桌上放着的饮料，顿感大喜，瞬间有种"瞌睡送个枕头"的感觉！

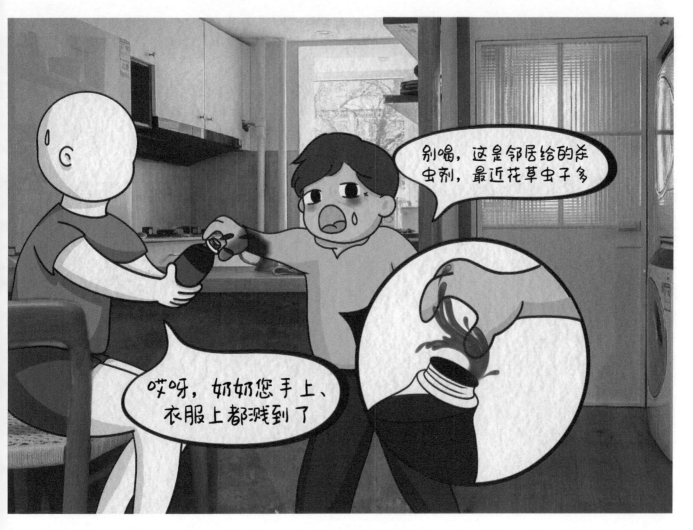

　　奶奶看到鹿漫漫打开了饮料瓶，焦急地夺过瓶子，因用力过猛，使部分液体倾倒而出。

专业小知识

　　有机磷农药中毒主要由胃肠道、呼吸道、皮肤及黏膜吸收导致。敌敌畏、敌百虫、对硫磷、内吸磷等农药接触皮肤后可引起过敏性皮炎，出现水疱和脱皮。典型的中毒症状导致瞳孔缩小、大汗、流涎（分泌物及气体带有"大蒜"味）、肌纤维颤动、意识障碍等。

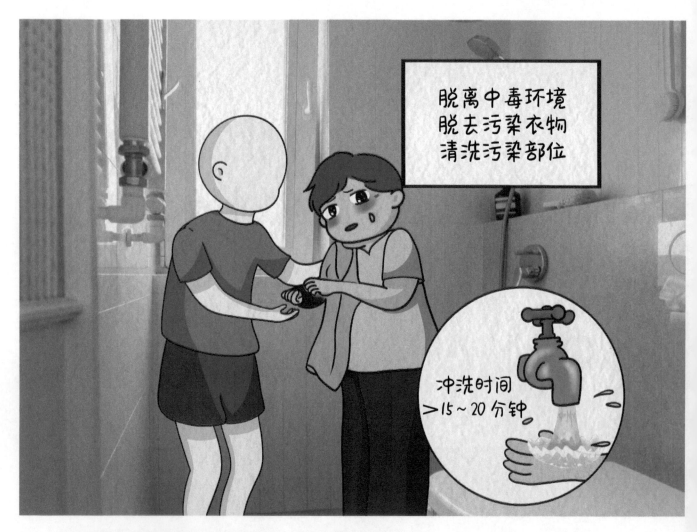

鹿漫漫立刻带奶奶到卫生间，进行紧急处理。

专业小知识

　　皮肤接触有机磷农药后，可用碳酸氢钠或肥皂水清洗，彻底终止与毒物的接触，特别注意头发、指甲等处附藏的毒物，避免残留毒物进一步吸收，出现病情反复。眼部接触者立即用清水或生理盐水反复冲洗。经消化道接触毒物，无禁忌症者可及早进行催吐、洗胃。

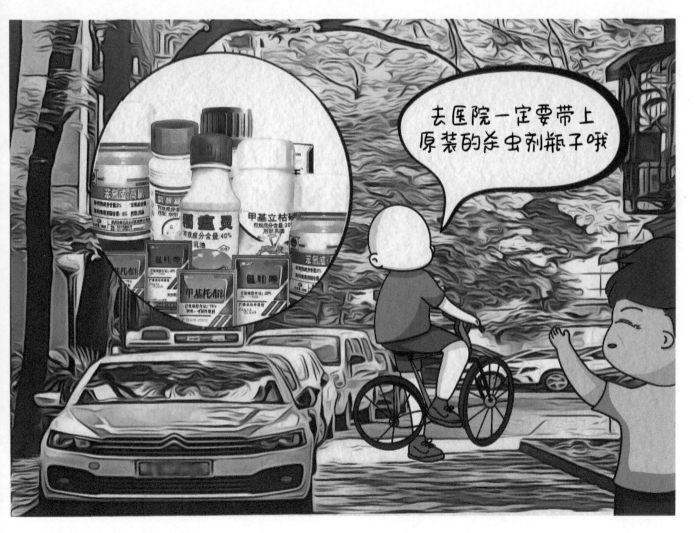

临走前鹿漫漫对奶奶千叮咛万嘱咐，如有任何不适及时就医。

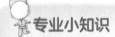 **专业小知识**

就医时携带原装瓶子或说明书，有助于医生评估确诊毒物的成分及相应的治疗。

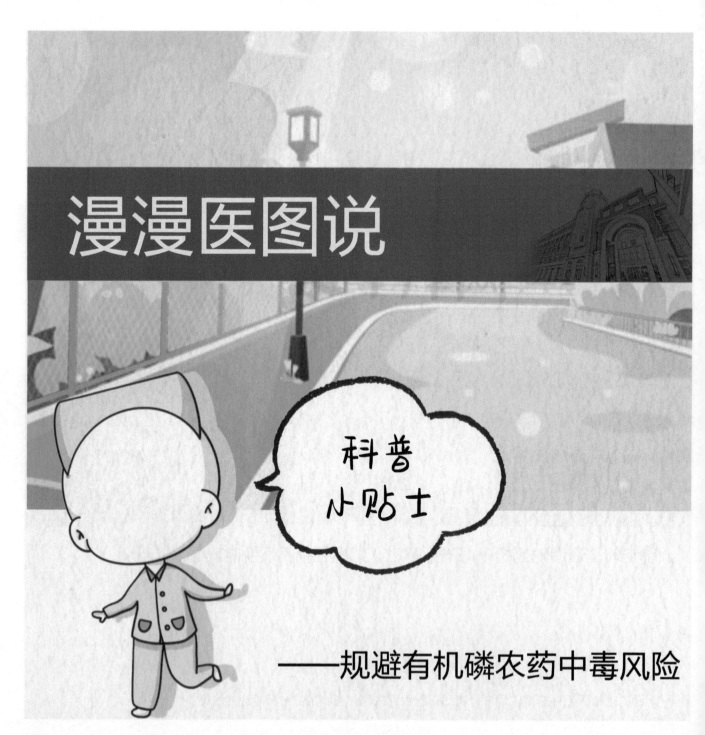

漫漫医图说

科普
小贴士

——规避有机磷农药中毒风险

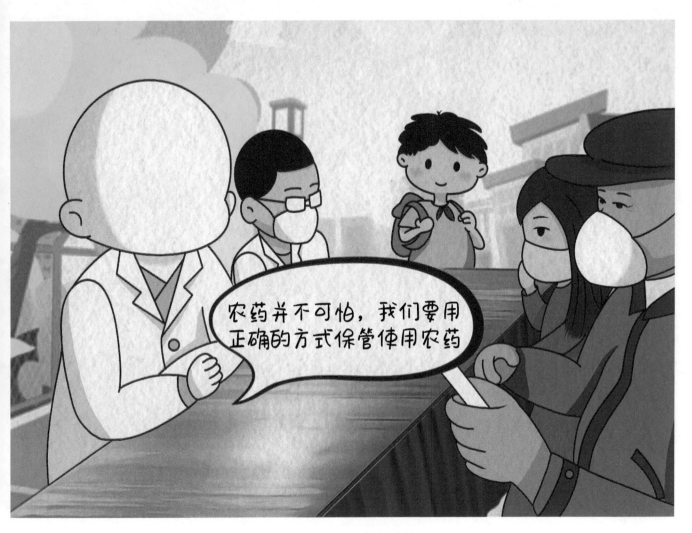

常见农药中毒的途径有生活性中毒、使用性中毒、生产性中毒。

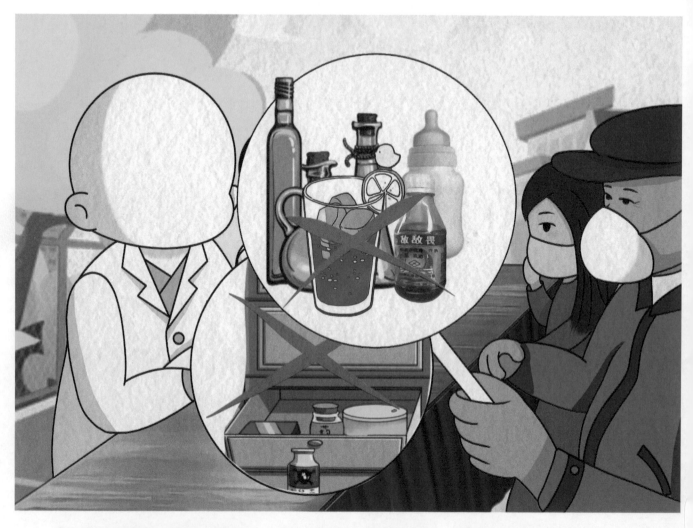

　　生活中农药应存放于高处，不与药物、食物混放，禁用农药的包装袋放置粮食或衣物，以避免农药挥发或误服、打翻等造成中毒。

　　农药可经水分解，蔬菜水果食用前反复清水漂洗可减少农药残留，以免对人体产生危害。

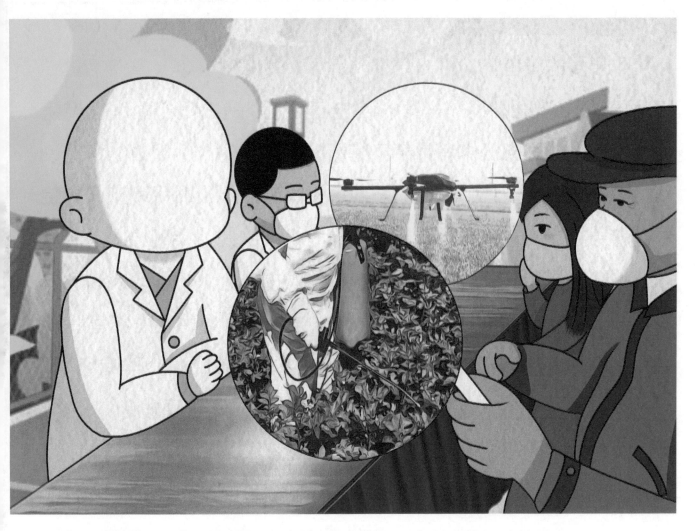

配置、喷洒农药前检查器械工具是否有泄漏，全身穿戴好防护用品；

喷洒作业时，避免工作时间过长。

喷洒完毕后立即洗澡并将更换下的衣物用肥皂清洗。

致亲爱的读者：

　　《漫漫医图说——第一目击者手记》是由我们急诊危重病科一线的医务工作者用亲身经历的临床案例改编而成的科普读物，在职业生涯中，我们发现很多患者未能及时采取正确的院前急救措施，因而错过最佳救治时机。由此，我们想以漫画这种诙谐易懂的表达方式，让这本漫画书成为人们学习院前急救知识的"自助手册"，如鹿漫漫一样，在现场为突发伤害、疾病的患者提供正确的急救措施，让人们见有所感，学有所思，读有所得，人人都能成为现场救护中的"第一目击者"，为普及全民急救知识贡献自己的一份力量。